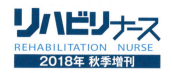

リハビリナース
REHABILITATION NURSE
2018年 秋季増刊

「生活者」としての患者がみえる!
ハズせないポイントがわかる!

目的 シーン 症状別

リハビリ病棟の看護記録

編集 **荒木暁子** 日本看護協会常任理事／日本リハビリテーション看護学会理事長
石川ふみよ 上智大学総合人間科学部看護学科教授

MCメディカ出版

編集のことば

　地域包括ケアの推進に向けて、リハビリテーション看護の知識・技術はあらゆる場で必要とされており、看護師のつなぐ役割が重要であることは周知のことです。これからの看護記録は、介護記録との連動、また、多職種と一緒に活用できるものが求められていくでしょう。

　一方で、報酬改定などの流れを鑑みると、とくにリハビリテーションの領域では、アウトカムに資するリハビリテーション看護の介入・支援はなにか、そのエビデンスを明示することが必要とされていることがわかります。

　看護はそもそも、包括的・全人的な視点を強みとしています。リハビリテーション看護の記録は、医療・介護・障害などのさまざまな局面で"生活者"としての患者・利用者像を浮かび上がらせ、つなぎ、その「ありたい姿、ありのまま」を実現するツールとなります。

　本増刊号は、"生活者"としての患者・利用者像を浮き彫りにするしくみやポイント、電子カルテなどを用いた多職種の情報共有、「シーン・症状別の看護記録」として高次能機能障害などの行動へのアプローチ、家族への支援、フィジカルアセスメント、各種サマリーやインシデント・レポートの目的と書き方などを取り上げています。

　本誌2016年2号特集『「生活者」としての患者が見える　看護記録の書き方』をベースにしており、増刊化にあたり留意した点は、まず、総論に、看護計画と看護記録の連動、看護記録の構成要素と全体像、電子カルテシステムと看護記録などを加え、より看護記録を包括的に理解できるようにしたことです。総論に、看護計画と看護記録の連動に関する項目を加えたと同時に、各項目では、看護計画や目標と看護記録が連動するようにしました。また、目的別、シーン別や症状別の項目を増やすとともに、それぞれの事例を増やし、記録の具体的な書き方を示しました。

　本増刊号が"生活者"としての患者をとらえる一助となり、リハビリテーション看護の質向上、回復期で働く多職種との協働に寄与できればと願います。

2018年8月吉日

荒木暁子　石川ふみよ

「生活者」としての患者がみえる！
ハズせないポイントがわかる！

目的 シーン 症状別
リハビリ病棟の看護記録

編集のことば……3

執筆者一覧……7

第1章 総論

❶ リハビリテーションにおける看護記録の目的と意義……10

❷ 看護記録の構成要素の全体像……16

❸ 看護計画と経過記録の連動……28

❹ 電子カルテシステムと看護記録……35

第2章 目的別の看護記録

❶ 日常生活機能評価がみえる看護記録……42

Case **❶** 移動・移送の場面……44

Case **❷** 食事摂取の場面……47

Case **❸** 口腔清潔場面……49

Case **❹** 更衣場面……52

❷ 患者のADLを支援する直接ケアスタッフ（看護師・ケアワーカー）が共有できる看護記録……55

Case **❶** 片麻痺患者の排泄介助の場面……58

Case **❷** 訓練では排泄動作を行えるが、日常生活場面では介助を求める患者へのかかわり……61

Case **❸** 大腿骨頚部骨折後、下肢に痛みがある患者へのかかわり……63

❸ リハビリテーション看護におけるフィジカルアセスメントの看護記録……68

Case **❶** 入院時（初期）のフィジカルアセスメント……69

Case **❷** いつもよりなんだかだるそうにしている……72

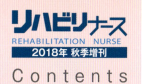

Contents

- Case ❸ 「左足が痛い」と言っている……74
- Case ❹ 「いつもより足が動かしにくい」と言っている……77
- Case ❺ 状態変化時（急変時）のフィジカルアセスメント……80

❹ **看護とセラピストが共有できる（ADL についての）看護記録**……85

- Case ❶ 右片麻痺、失語症のある患者が左手でスプーンを持ち、自己にて食事摂取をしている場面……85
- Case ❷ 左片麻痺の患者が端座位になり、前開きの上衣を着ている場面……88
- Case ❸ 左片麻痺、高次脳機能障害（注意障害）のある患者のベッドから車椅子への移乗を見守りで実施する場面……92
- Case ❹ 左片麻痺、高次脳機能障害（半側空間無視）のある患者のトイレでの排泄介助の場面……95

第3章 シーン・症状別の看護記録

❶ **転倒・転落を防ぐ看護記録**……100

- Case ❶ 運動機能障害のある患者のベッドサイドの移乗場面……111
- Case ❷ 認知機能障害のある患者のトイレ場面……113

❷ **高次脳機能障害患者の看護記録**……119

- Case ❶ 左半側身体失認・着衣失行患者の見守りでの更衣場面……120
- Case ❷ 注意障害、半側空間無視の患者の見守りでの食事場面……123
- Case ❸ 転院3日目、記憶障害患者が、看護師と一緒に病棟から訓練室へ出棟する場面……126
- Case ❹ 転棟当日、失語により、他者とコミュニケーションをとることをあきらめている場面……129
- Case ❺ 感情を適切にコントロールできず、周囲との関係性を構築できない場面……131

❸ 認知症患者の看護記録……135

Case **❶** 骨折したことを忘れてしまったアルツハイマー型認知症患者……137

Case **❷** 脳梗塞発症後の認知症のある患者の排泄介助……140

❹ ADL の変化をとらえる看護記録……144

Case **❶** 片麻痺患者の車椅子への移乗の場面……147

Case **❷** 片麻痺患者の浴槽への出入り場面……149

Case **❸** 大腿骨頚部骨折患者の移乗・移動の場面……152

Case **❹** 脊髄損傷患者の排泄の場面……155

Case **❺** 脳卒中患者の食事場面……159

❺ 家族とのかかわりについての看護記録……163

Case **❶** 患者の頻回な嘔吐を心配していた家族の事例……164

❻ 不眠や不穏についての看護記録……177

Case **❶** 夜間頻尿による不眠患者……178

Case **❷** 不穏症状がある患者……181

第4章 サマリー、インシデント・レポート

❶ 各種サマリーの目的と書き方……186

❷ インシデント・レポートの目的と書き方……197

Case **❶** 病室でバランスを崩して転倒した場面……198

Case **❷** 患者に渡した薬剤が他患者のものだった場面……202

索引……205

表紙・本文デザイン／有限会社フェイス 藤田修三

執筆者一覧（掲載順）

第1章 ❶
荒木暁子　日本看護協会常任理事／日本リハビリテーション看護学会理事長

第1章 ❷
石川ふみよ　上智大学総合人間科学部看護学科教授

第1章 ❸　　第3章 ❷　　第3章 ❹
粟生田友子　獨協医科大学看護学部教授

第1章 ❹
佐藤啓子　埼玉県総合リハビリテーションセンター看護部長

第2章 ❶
髙木朋子　東京湾岸リハビリテーション病院2階病棟看護主任／脳卒中リハビリテーション看護認定看護師

第2章 ❷
市川　真　NTT東日本伊豆病院回復期リハビリテーション病棟看護主任／脳卒中リハビリテーション看護認定看護師

第2章 ❸
江尻友理子　千葉県千葉リハビリテーションセンター老人看護専門看護師
髙木真希　千葉県千葉リハビリテーションセンター慢性疾患看護専門看護師

第2章 ❹
中西まゆみ　東京湾岸リハビリテーション病院2階病棟看護師長／脳卒中リハビリテーション看護認定看護師

第3章 ❶
上田広美　千葉県千葉リハビリテーションセンター看護局副看護部長
和田みどり　千葉県千葉リハビリテーションセンター看護局副看護部長／医療安全管理室医療安全管理者

第3章 ❷
粕谷陽子　国立障害者リハビリテーションセンター病院外来・医療相談室副看護師長／脳卒中リハビリテーション看護認定看護師

第3章 ❸
中村美鈴　NTT東日本伊豆病院回復期リハビリテーション病棟看護主任／認知症看護認定看護師

第3章 ❹
瀬尾昌枝　順天堂大学医療看護学部成人看護学助教

第3章 ❺
西村はるよ　社会医療法人大道会森之宮病院看護部／慢性疾患看護専門看護師

第3章 ❻
清水敬予　千葉県千葉リハビリテーションセンター2A病棟上席看護師

第4章 ❶
佐藤　史　JCHO湯布院病院地域連携室看護師長

第4章 ❷
西山史江　広島市立リハビリテーション病院医療支援室看護師長

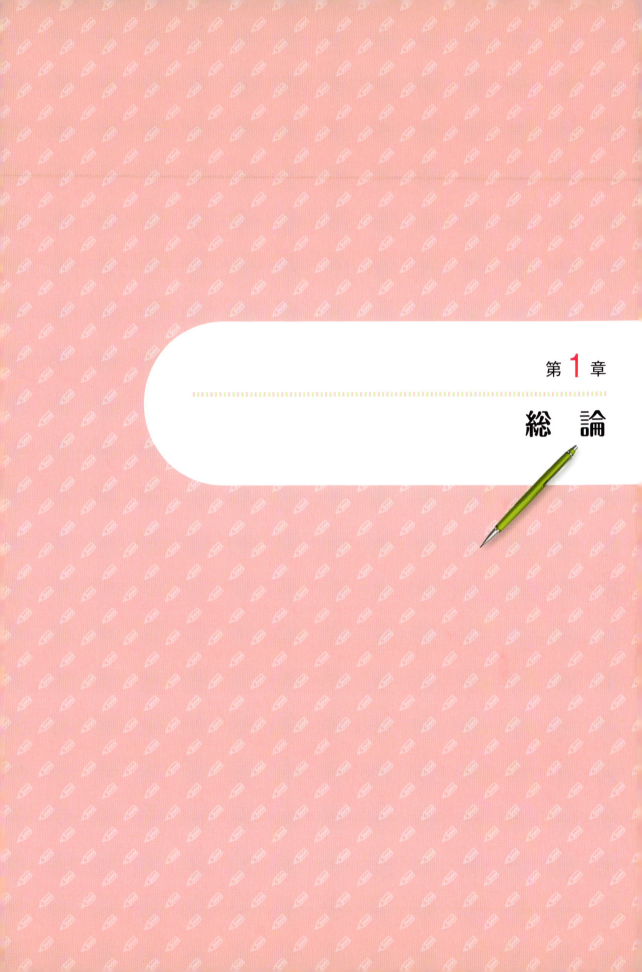

第 1 章

総 論

1 リハビリテーションにおける看護記録の目的と意義

日本看護協会常任理事 / 日本リハビリテーション看護学会理事長　荒木暁子

はじめに

　看護記録は、患者の状態とともに、看護職員の看護行為の目的や必要性の判断、実施した内容を表したものです。『看護記録に関する指針』（日本看護協会、2018）には、看護記録とは「あらゆる場で看護実践を行うすべての看護職の看護実践の一連の過程を記録したもの」と定義されています[1]。

　また、看護記録は原則として患者自身のためのものであり、診療情報の一部として、看護の内容・質を評価する指標として、法的に位置づけられています。事故などが発生した場合にはその適切性を問われる情報となり、裁判では証拠にもなります。同時に、保険医療機関として入院基本料を算定するうえで、患者個人の入院診療計画書をはじめ、経過記録と看護計画がなされている必要があります。

　リハビリテーション（以下、リハ）における看護記録は、患者のADLや生活再構築へ向けた社会・心理状態とその変化を、多職種で共有し連携するための情報となります。日常の看護・ケアのなかで、看護師は患者の近くにいて、ある意味良いときも悪いときもかかわります。よって、看護師が扱う情報が集約された療養生活にかかわる看護記録は、医師や多職種にとって、患者の生活に近い場面での機能、意欲や心理状態を把握するうえで重要な情報となります。

生活者としての患者と目標設定

●生活者としての患者とリハビリテーション

　リハは、能力障害や社会的不利を起こす諸条件の悪影響を減少させ、障害者の社会統合を実現することを目指す、あらゆる手段を含むものです。リハは、障害者を訓練してその環境に適応させるだけでなく、障害者の直接的な環境と社会全体に介入して、社会統合を容易にすることを目的としています。障害者自身、その家族、そして彼らが住む地域社会は、リハに関係する諸種のサービスの計画と実施に関与しなければなりません（WHO、1981）。

　つまりリハは、四肢の動きや起居・歩行動作の改善にとどまらず、患者と家族、そして地域への統合を目的としています。とくに、回復期のリハでは、多職種によるリハを提供する

ために、国際生活機能分類（International Classification of Functioning, Disability and Health：ICF）の考え方を基盤とした、リハ総合実施計画書を中心に、生活者である患者の活動や参加を目標として支援を行います。よって、目標設定は、患者自身がなりたい生活者としてのあり方を目指すことになります。

●ICFにより生活者としての患者をとらえる

ICFは、「『生きることの全体像』についての『共通言語』」です[2]。心身機能・構造、活動と参加をあわせて生活機能とし、これに、健康状態や環境・個人因子が相互作用するという包括的な概念です。

ICFは慢性疾患の増加や高齢化などを背景に、疾患や障害、加齢による変化を当たり前のこととしてとらえ、人の生活する力に着目するために用いられることを目的に考案されており、医療だけでなく、福祉、教育や多学問領域が共有できる考え方であり、"共通言語"として、理念としてとらえていくことが肝要です（図1）[3]。

筆者は、前職場で、ICFによる分類ではなく理念を基盤とし、情報を共有する目的で多職種によるICFカンファレンスを行っていました。「ICFの視点を活かした情報整理シート（図2）」の情報を整理してみることで、あらためて患者の強みや家族の強みに気づき、患者のありたい姿が浮かび上がってくることも多く、支援の目的や方法を再確認、修正していくことができます。

●チームのなかで看護師に求められている役割・視点と記録

回復期のリハは機能回復がおもな目的であることに違いはありませんが、やる気や意欲がリハの効果に影響することからも、心・身体と社会・心理的な側面を統合してアセスメント

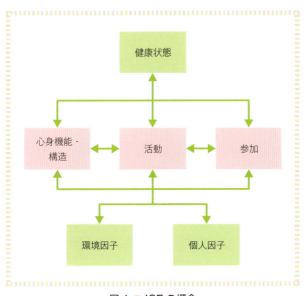

図1　ICFの概念

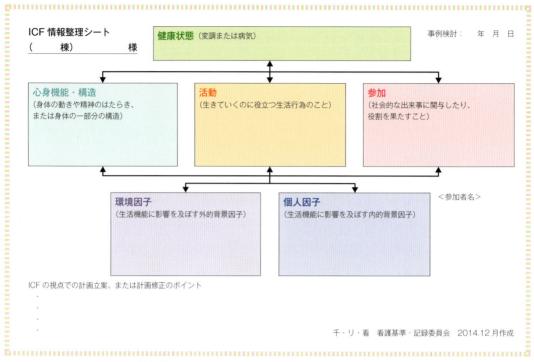

図2 ICF情報整理ノート（文献2をもとに千葉県千葉リハビリテーションセンターで作成）

して支援し、患者の意欲を高めることが看護に期待されています。

ICFの包括的理念はもとより、看護は患者の「心」「肉体」「精神」を包括してケアすることを、ずっと以前より行っています[4]。看護師はさまざまな場で働いており、あらゆる世代の人々に対して「いのち・暮らし・尊厳をまもり支える」役割があります[5]。入院時の初期段階で作成され、患者や家族へ説明するために用いられる入院診療計画書でも、看護は、心理・社会面への支援を記入することが求められています。

また、人々の価値観が多様化している昨今、多様なサービスのなかでなにをどう利用するのか、生活の場の決定を含めて、意思決定を支援することは、看護師が包括的な視点をもつがゆえに、重要な役割となってきます。患者自身が送りたい生活、なりたい生活者としてのあり方に関する考え、価値観などの情報をつむぎ、意思決定支援を継続的に行うための記録、情報の継続が必要です。

● 地域包括ケアにおける看護記録と継続性

複数疾患を抱える高齢者や、単身世帯や高齢者世帯が増加するなかでは、急性期〜リハ期〜地域生活期という一方向の流れだけではない、地域生活から再発作や増悪などにより再入院などを繰り返す事例も増加します。

地域包括ケアにおけるリハは、そのなかでもさまざまな健康レベルで提供され、看護師がつなぐべき情報は共通しています。リハ職や介護職との連携では、看護師は健康管理、生活

行動、心理・社会的な問題を包括的にとらえ、さまざまな支援のタイミングを見極めることが求められてきます。

　とくに、疾患のセルフケアへの支援による重症化予防は、もっとも重要な看護の役割です。呼吸、循環、栄養、排泄、清潔などに関する状態観察のポイント、生活行動の機能レベルのアセスメント、その支援の方向性、リスク、注意すべき症状や受診が必要なタイミングなどは、すべての場で働く看護師が共有すべきでしょう。

リハビリテーションにおける看護計画

　ICFの理念により、患者と多職種で共有するリハゴールのなかで、看護師はとくに健康問題、日常生活機能、そして、心理・社会的な側面への支援が求められています。その三側面に関する看護計画を最低でも1つずつは挙げてかかわる必要があるでしょう。三側面を包括的にみられる看護師の強みを生かして、患者の個別性を際立たせる、つまり、患者の健康状態やそのときの心理的な状態から、今、なにを重視すべきか、あるいは、このタイミングでもっとも必要とされている支援はなにかを見極め、チームで共有するのです。

●リハビリテーションを阻害するリスク：健康問題など

　回復期のリハにおいて、障害の原因となった疾患としての循環機能や心機能、疾患管理の急性期を過ぎても、健康問題のリスクは顕在していることが多いです。また、もともとの生活習慣病や生活習慣など、健康リスクを増大させる要因を複数有する場合も多くあります。

　顕在化している健康問題と健康問題リスクを増大させる、潜在的な要因を管理する必要があります。転倒・転落の予防、せん妄の予防、脳血管障害に合併しやすい心疾患、深部静脈血栓症（deep vein thrombosis：DVT）などの管理、疼痛コントロールも重要です。

●基本的な日常生活動作の獲得

　身体機能の障害により食事や排泄、更衣、清潔行動などの日常生活が制約を受けます。また、言語や認知面の障害により、コミュニケーションをとることがむずかしく、環境認知に障害がある場合などは、適応が著しく困難となり混乱します。

　ICFを用いた情報整理により、本人や家族のありたい姿へ向けて、必要となる機能を向上できるよう支援し、機能向上に限界のある場合には、そこをどうやって環境調整し、サポートするかを考えていく必要があります。

●心理・社会的な問題

　障害のある人は、急な疾患、事故や受傷などにより障害が残り、以前と同じように身体を動かせない、話せない、食べられないなどの変化に戸惑い、精神的に動揺し落ち込みます。そして、これからの生活を考え不安を抱き、自暴自棄になる場合もあります。このような心理・社会面については、看護師のみならず、身近で日常生活援助を行う介護職など多職種と

分類番号　8-d　　　　　　　　　　　　　　　　　　　　　　　　　　　　　　　　　No.
看護目標　疾患や障害から生じる生活上の問題に関して現状を理解でき、対処行動ができる

月／日	問題点	期待される結果	具体策	サイン
	# リハビリテーションに対する意欲がもてない □訓練したがらない □仰臥しがち □やっても無駄と言う □リハビリテーションのメリットを感じられない □訓練が自分に合っていないと言う □疲れる □体調がすぐれない □気分がすぐれない	□リハビリテーションに対する意欲がもてる □自分から訓練に向かう □自分の訓練について考える □体調が整う □離床時間が延びる	＜援助＞ □その人の健康状態を整える援助をする（→「リスクコントロール」の標準看護計画へ） □離床の必要性を話し合う □リハビリテーションに対する本人の意思やゴールを確認する（→「本人の望む入院目標が決定できる」標準看護計画へ） □リハビリテーションに対する思いについて担当者と話し合うように促す □一緒に付き添ったり、そばに寄り添ったり、見守ることで、頑張りを認める □不安や困難なことの表出の援助 □疾患・障害に対する受け止め方の確認（→「本人の理解に応じて現状の理解ができる」標準看護計画へ） □休憩を適度にとり疲労させない ＜観察＞ □訓練時や日常生活での言動、表情、引きこもりの有無 □訓練参加の状況	

評　価	まったくできない	まれに	時々	しばしば	常に
□リハビリテーションに対する意欲がもてる	1	2	3	4	5
□自分から訓練に向かう	1	2	3	4	5
□自分の訓練について考える	1	2	3	4	5
□体調が整う	1	2	3	4	5
□離床時間が延びる	1	2	3	4	5

棟・指名　　　　　　　　　　　　　　様　　　　　　　千・リ・看

図3　標準看護計画

情報共有し支援する必要があります。

　とくに、リハにおいては、患者の意欲が回復への重要な要因の1つであり[6]、身体状態を整えつつ、患者のそばで患者の気持ちの落ち込みや揺れと付き合うのは看護の役割です。図3の標準看護計画の例を参照してください。日々のかかわりのなかで、小さな意思決定のチャンスをとらえ支援することで、患者のレジリエンスが促進されます[7]。

　なんらかの障害が残ることで、生活がこれまでと異なることも多く、生活の再構築を要します。そのため、多職種と協働し、介護者である家族への支援、住む場所や導入するサービスの意思決定などへの支援が求められています。

●家族や支援者の情報

家族、キーパーソンの情報とその支援過程を記載することも、看護記録に必要です。入院期間が短縮している今、早期から家族や支援者に関する情報を把握してアセスメントし、退院に向けて支援することが重要です。外来や地域からの情報を活用し、早期からの退院支援に向けるためにも、家族や支援者に対する支援計画とその記録も重要となります。

看護記録は、患者のためのものであるという原則には変わりありません。看護記録が看護師や職種間のメモになっていないか、家族や支援者への支援の方針は記録されているか、その方針に基づく記録になっているか、などを再確認しましょう。

●標準看護計画の有用性と活用

標準看護計画は、施設内で標準化された状態別・疾患別の看護計画で、ケアや看護の質を維持し、業務を効率化するのに役立ちます。半面、患者の個別性を反映しにくい場合もあるため、個別の看護計画を立案し具体策を講じることが必要です。

とくに、心理・社会面の計画は個別性に、ICF を用いた情報整理で抽出された「ありたい生活者としての姿」に向けた具体的な支援を含みましょう。

引用・参考文献

1) 日本看護協会. 看護記録に関する指針. 2018.http://www.nurse.or.jp/home/publication/pdf/guideline/nursing_record.pdf（2018 年 7 月参照）.
2) 大川弥生. 共通言語としての ICF. 第 31 回総合リハビリテーション研究大会第 3 分科会. http://www.dinf.ne.jp/doc/japanese/conf/080829seminar/02_03.html（2018 年 7 月参照）.
3) 上田敏. ICF（国際生活機能分類）の理解と活用：人が「生きること」「生きることの困難（障害）」をどうとらえるか. 東京, きょうされん. 2005, 59.
4) ジーン・ワトソン. ワトソン看護論 人間科学とヒューマンケア. 東京, 医学書院, 1992, 155p.
5) 日本看護協会. 看護の将来ビジョン 2025 年に向けた看護の挑戦：いのち・暮らし・尊厳を守り支える看護. 2015. https://www.nurse.or.jp/home/about/vision/pdf/vision-4C.pdf（2018 年 7 月参照）.
6) Sawada, M. et al. Function of nucleus accumbens in motor control during recovery after spinal cord injury. Science. 350, 2015, 98-101.
7) Kornhaber, R. et al. Resilience and the rehabilitation of adult spinal cord injury survivours: A systematic review. J Adv Nurs. 74（1）, 2018, 23-33.

2 看護記録の構成要素の全体像

上智大学総合人間科学部看護学科教授　石川ふみよ

　日本看護協会が示した「看護記録に関する指針」（2018年5月）[1]には、看護記録の様式として、基礎情報（データベース）、看護計画、経過記録、要約（サマリー）などがあることが記されています。したがって、ほとんどの施設では看護記録の構成を、上記を反映したものとしていると思います。

　ただし、看護計画に関しては、問題リストを別にしている施設があります。また、経過記録は、経時的・叙述的な記録、問題志向型（problem oriented system：POS）システムによるSOAP形式、フォーカスチャーティングのいずれかをとっている違いがあります。

患者基礎情報（データベース）

　基礎情報とは、「看護を必要とする人の病歴や現在の治療、使用薬剤、アレルギー、さらに、身体的、精神的、社会的、スピリチュアルな側面の情報などを記載したもの」[1]とされています。

　看護計画を立案するには、患者・家族に介入すべきことがあるかどうかを判断する必要があるため、情報だけではなく、情報を分析（解釈・判断）する欄を加えて、「データベース・アセスメントシート」としている施設もあると思います。

　患者・家族の状態をアセスメントする際には、一定の枠組みがあると容易であり、漏れがありません。また、枠組みを用いることで、どのような観点からアセスメントし、介入するのかを明確にすることができます。したがって、データベースは、看護を展開する際の入り口としてきわめて重要になります。

　かつて、リハビリテーション（以下、リハ）看護に携わる看護師を対象とした研修会で、どのような枠組みを使っているか質問したところ、「V. ヘンダーソン」「C. ロイ」「NANDA-Iの13領域」「M. ゴードンの機能的健康パターン」という回答を得ました。いわゆる看護理論を用いている施設、NANDA-Iの看護診断を導くための枠組みを使用している施設があることがわかりました。

　「NANDA-Iの13領域」は診断ラベルの分類であって、アセスメントの枠組みには適していないことをNANDA-I自体が示しているため、今回の説明からは省略することにします。

表1 ■ ヘンダーソンとロイの看護理論

	ヘンダーソン	ロイ
看護の対象	14の基本的ニードをもって生活している人	物的・自然的・人的環境に適応していく適応システムである人間
看護の目的	基本的ニードを可能な限り自力でできるように助けること	人間の4つの適応様式で適応を促進する
看護の方法	14の基本的看護の構成要素を実施する	適応様式の査定、注目する適応行動の選択、看護目標の設定、看護介入、クライエントの刺激の管理と行動の評価
看護過程への位置づけ	明確には位置づけられていない 計画立案による基本的看護の実施	データを収集し、問題を明らかにしてアプローチを選択・実行し、結果として健康を促進し、生命の質を高め、尊厳のある死を目指したケアを行うことができたか評価すること

●看護理論を用いた枠組み

理論の大きさ（範囲）からいうと、看護理論は大理論であり、それを看護過程に用いる場合は、情報収集から評価に至るまで、理論に基づいて実施します（表1）。データベースは、理論に用いられている概念の構成で作成することになります。書式でいうと、データベースだけは、用いる理論により構成が異なります。

例えば、「V.ヘンダーソン」の看護の基本となるものを用いるとすると、14の基本的ニードがあり、ニードごとに情報収集項目を設定します。ヘンダーソンは、基本的ニーズが満たされていない状態に対して、どのような看護を行うのかを示していますが、その看護にたどり着くための、アセスメントの視点や看護問題を示しているわけではないので、それらについては、施設で検討することが必要になります。

「C.ロイ」の適応理論を用いる場合は、生理的機能、自己概念、役割機能、相互依存の4つの適応様式について情報を収集します。生理的機能には9つの機能が含まれ、それらについて具体的な情報項目が配置されています。ロイの適応理論は看護過程を含んでいるので、理解しやすいでしょう。

さらに、アセスメントでヘンダーソンの理論を用いる場合、「常在条件／病理的状態が基本的ニードにどのような影響を与えているか」、そして、「基本的ニードは充足されているかどうか」を判断することになります。その結果、「基本的ニードが充足されていないこと」が看護問題となります。

一方、ロイの適応理論を用いた場合は、まず、行動のアセスメントとして、4つの様式について収集した情報が「適応反応か、非効果的反応か」を判断します。次に、4つの様式を統合して、刺激のアセスメントを行います。すなわち「非効果的反応について、焦点刺激・関連刺激・残存刺激は何か」ということを判断します。その結果、「非効果的反応」が看護問題（看護診断）となります。ロイは、自身が示している看護診断の代わりに、NANDA-Iの診断ラベルを活用してもよいとしています[2]。

このほか、D. オレムのセルフケア不足理論や、L. ホールの理論を使っている施設もあります。その場合も、理論で取り扱われている概念をもとに、データベースの項目を設定します。

●NANDA-I に結びつく枠組み（M. ゴードンの機能的健康パターン）

ゴードンは、NANDA-I（開発当時は NANDA）の看護診断に直結する標準的なアセスメントの書式を開発しました。それは、すべての人が共通にもつ、健康・生活の質・人間の可能性の達成に寄与するような 11 の機能的パターンから成るものです。

ゴードンは、各パターンの定義から導いた問診と観察項目を示していますが、患者・家族の状態により、さらに項目を追加したり、逆に不必要な項目は用いないなど、工夫をするよう勧めています。

NANDA-I の 13 領域は、ゴードンの健康的機能パターンがベースになっているため、類似点も多いのですが、ゴードンならではの考えがあり、そこを踏まえたデータベースの構成が望ましいです。

例えば、転倒転落リスク状態、身体損傷リスク状態などは、その原因によって、「活動－運動」や「認知－知覚」のパターンでも、問題として指摘されますが、ゴードンは、自分が転倒しやすいことがわかっていて、予防のために自己管理できるかどうかを判断して問題を抽出するということを示しているため、「健康知覚－健康管理」で取り扱います。

「健康知覚－健康管理」は、ほかのパターンの傘概念として位置づけられています。したがって、栄養摂取の過不足は、「栄養－代謝」のパターンで判断しますが、食事管理がうまくいっているかどうかは、「健康知覚－健康管理」のところで判断します。

ほかに、言語的コミュニケーションに関しては、2 人の関係性がとれていれば、話ができなくても意思疎通は図ることができるので、「役割－関係」のところで取り扱います。

アセスメントは、「機能的パターン、機能障害的パターン、機能障害的パターンのリスク状態のいずれなのか」を判断します。その結果「ウェルネス問題、実存する健康問題、健康問題のリスク状態」が看護問題となり、それを NANDA-I の看護診断で表します。

現在の NANDA-I の看護診断でいうと、ヘルスプロモーション型看護診断、問題焦点型看護診断、リスク型看護診断になります[3]。

●国際生活機能分類の枠組み

介護過程や看護基礎教育で、国際生活機能分類（International Classification of Functioning, Disability and Health：ICF）の枠組みを用いた、看護過程の展開を行っていることが多数報告されています。ちなみに、回復期リハビリテーション病棟で取り入れている施設があることも示されていますが、どれほどの数にのぼるのかは明らかではありません。

この枠組みは、患者・家族に多職種協働でかかわる場合に、共通の枠組みになるメリットがあります。現在、保健医療福祉サービスの提供にかかわる専門職・非専門職と、看護を必

要とする人が理解できる記録が推奨されており、共通の枠組みをもつことは、その一助となるでしょう。

退院後、障害をもちながら地域で生活してく患者・家族に対しては、生活の視点をもつことが不可欠です。ICF はその視点を与えてくれる点でも有益であり、疾患の発生から在宅での生活に至るまでの回復（変化）をとらえることも容易になります。

ICF をアセスメントに使う場合、まず、活動と参加から始めることが勧められています[4]。活動のセルフケア、活動と参加に共通する 4 項目（家庭生活、対人関係、教育・仕事・経済、社会生活・市民生活）、活動の残りの 4 項目を、大分類のレベルで問題があるかどうかチェックします。

問題がある場合は、その詳細について、実行状況と能力を判断します。次に、健康状態、環境因子、個人因子が、活動と参加にどのような影響を与えているかをアセスメントします。環境因子は、どの程度、促進因子となるのか、それとも阻害因子となるのかを判断します。最後に、心身の形態・機能を、活動と参加との関連でアセスメントします。それぞれ 8 つの系統についてデータを収集し、構造上の変化と機能障害の有無と程度を判断します。

なお現在、1,424 項目を網羅的に把握するのは現実的ではないということで、疾患別のコアセットの開発も進んでいます。

ICF は看護独自の枠組みではないため、看護職として、どのような観点から判断を行うのか、あるいは、多職種と共有した情報や評価結果をどのように解釈して、どのような方向性で介入するのかを検討することが必要になります。

大川は、ICF を活用した援助を、以下のように示しています[5]。

①「している活動」を把握する

②本人・家族の希望を聴取する

③「できる活動」を明らかにしてそれを患者・家族に説明する

④参加レベルの目標、「する活動」の共通目標を設定する

⑤チームとしての方針を決定し、各職種の役割を明確に分担する

⑥計画を実践し、状況を確認する

⑦定期的に成果を把握し、計画の見直しを行う（①〜⑦を繰り返す）

これによると、看護師が独自にではなく、チーム全体で問題（課題）を見出し、看護師は、⑥で役割を果たすべく介入を行うということになります。

このアプローチでは、「する活動」を実現するために、どのような順序で「している活動」を実行させるかを決定し、そのうえで、「できる活動」として、何をどのように訓練していくかの優先順位を決めます。そして、看護師は主に、「している活動」の実行にかかわるとされています。

「できる ADL」と「している ADL」の隔たりは、主に次の 6 つが関与するといわれてい

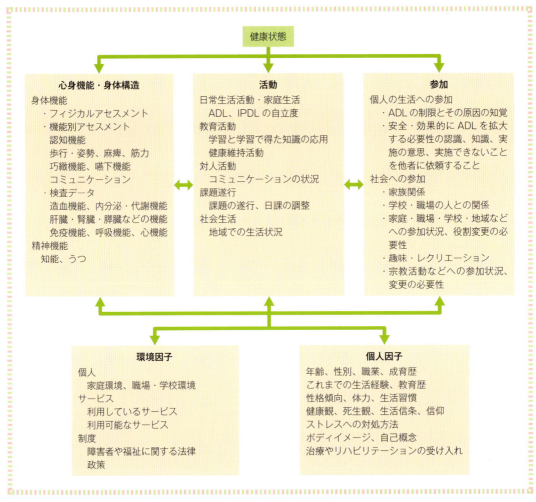

図1 ■ 筆者が作成した枠組み

ます。①身体機能、②認知機能、③リハの目的についての患者・家族の正しい理解、④患者の精神・心理状態、⑤習熟、⑥環境です[6]。そのため、「している活動」に関しても、それらが看護師による、さらなるアセスメントの視点となるのかもしれません。

また、あまり勧められていませんが、概念の枠組みだけICFを用いて、アセスメント項目と方法は、看護の視点で設定するという方法もあります。以前筆者も、図1のような枠組みを作成したことがあります。項目はICFに含まれるものですが、アセスメントはICFの解説書に示されているような厳密な方法で実施していません。

クリニカルパスの適応患者は医師が決定し、その場合、施設によっては初期アセスメントを行わない、というところもあります。医学的判断でパスの適応となっても、看護の視点で、どうなのか判断する必要はあるように思います。

問題リスト

●問題志向型の問題解決法を用いる場合

問題志向型の問題解決法は、「復元型」「過去対応型」ともよばれ、まず現状分析を行って、問題とその原因を発見し、解決策を考えます。「対象者にとって何が問題か」「それは何によって生じているか」「今後引き起こされる問題はあるか」、というアセスメントで問題を抽出します。

入院時は、初期アセスメントの結論が看護問題となります。また、日々の経過のなかで生じた問題は、計画立案の必要性に応じて書き加えていきます。逆に、経過のなかで解決した問題は、解決したことを日付とともに記載します。

電子カルテの導入により、共通言語を用いる必要性から、看護問題を NANDA-I の看護診断で表現している施設が多いでしょう。北米では、NANDA-I 以外にもいくつかの看護問題を表す共通言語があります。すでに、カルペニートの看護診断を使っている施設もあると思いますが、さらに、ほかの共通言語が翻訳されて使用されたり、今後、日本独自の共通言語ができるかもしれません。

NANDA-I の看護診断を用いるメリットは、診断の確定が看護師個々で可能な点です。例えば、アセスメントの結果、「便秘」という問題を抽出したとします。① NANDA-I に示されている「便秘」の定義を読み、それが患者に生じているのか、②診断指標の項目にどの程度該当するのか、③関連因子の項目のどれが該当するのか、④関連する状態は何なのか、を確認することで、「便秘」という診断を確定できます。これは、新人看護師にも実施可能です。

急性期の患者では、疾患そのものや治療によって生じる合併症があります。クリニカルパスや標準看護計画を用いる場合は、合併症もカバーされますが、そうでない場合は、合併症を問題として取り上げるかどうかも検討する必要があります。

カルペニートは、二重焦点臨床実践モデルにおいて、潜在的合併症のことを「共同問題」と表しているため、カルペニートの看護診断を使っていなくとも、「共同問題」と表現している施設もあるでしょう。

NANDA-I の看護診断の場合

ゴードンは、看護診断を EPS 方式（△△に関連した○○、□□であることより明らか）で表すことを推奨していましたが、現在の NANDA-I では特定の表現形式を示しているわけではありません。電子カルテのシステムの違いもあるので、各施設により表し方は異なっていてもいいのですが、適切な介入を行うためには、以下のことを明確にする必要があります。

①ヘルスプロモーション型看護診断：看護診断、診断指標

②問題焦点型看護診断：看護診断、診断指標、関連因子

③リスク型看護診断：看護診断、危険因子

看護上の問題として表現する場合

・顕在的な問題：△△により○○となっている。

・潜在的な問題：□□により○○となる危険性がある。

潜在的合併症の場合

　PC：potential complication

・PC：○○

● **目標志向型の問題解決法を用いる場合**

　看護問題の抽出と表現方法に関して、リハ看護の領域で問題となるのは、問題の原因や、それを長引かせている要因を追究することが、意味をもたないことではないでしょうか。例えば、セルフケア不足の原因による片麻痺の場合、片麻痺改善には限界があり、片麻痺の完全回復が目標とならない場合があります。「片麻痺により入浴動作が自立して行えない」という看護問題を挙げても、介入は困難です。

　前述のように、「する活動」を設定し、「できる活動」と「している活動」の隔たりを埋めることと、参加レベルを上げ、「する活動」に近づけるようにするためには、隔たり部分を問題とすることと、目標到達の前に立ちはだかる課題を取り上げる必要があります。ことに、ICFの枠組みで多職種協働により対応する場合は、問題志向型ではなく、目標志向型の問題解決法を用いることが効果的です。

　目標志向型の問題解決法は「未来型」ともよばれ、あるべき姿を描き、達成するための方策を考えます。または、目標を達成するために、クリアすべき課題を見出し、方策を考えます。

　例えば、車椅子で生活を送ることがゴールだとすると、課題は「車椅子への移動が自力でできるようになること（車椅子への移乗が自力でできないこと）」「車椅子での自走が可能になること（車椅子で自走することができないこと）」などになるかもしれません。

　課題の表現には決められた形式はありません。リハ看護領域でしばしば遭遇する課題を、共通言語として整備していくことが、今後の課題といえます。

看護計画

　看護計画は、「看護を必要とする人の健康問題と期待する成果、期待する成果を得るための、個別的な看護実践の計画を記載したもの」[1]とされています。

　目標（Goal）と期待される成果（Outcome）は分けて考えたほうがよいでしょう。Goalは目指すもの（ところ）であり、Outcomeは介入により達成される（期待できる）状態です。Goalは、患者・家族の希望をもとに、実現性を検討して医療チームで共有します。看

護問題を抽出することと、その優先順位を考えるときに、Goal を踏まえることが必要なため、先に設定します。

Outcome は、取り上げた看護問題に介入した先にある（現在と連続している）成果なので、介入方法（具体策）は、Outcome を達成できるようなものとなるようにしなければいけません。

看護計画の書式は、観察項目（Observation-plan）、直接的援助（Treatment-plan または Therapeutic-plan）、教育指導（Education-plan）をとることが多いです。この場合、O-plan は、Outcome に到達できたかどうかを判断するための観察項目、T-plan と E-plan は、Outcome に到達できるようにするための援助項目となります。

● 現状分析から入る場合

看護理論を用いる場合

看護理論を用いる場合は、理論によって目指すところと援助の方向性が異なるため、それを踏まえて立案します。

ヘンダーソンの理論を用いる場合は、具体的な表現は患者・家族により異なりますが、「患者・家族の基本的ニードが充足すること」が目標であり、基本的ニード充足のために必要な基本的看護を抽出し、その援助計画を立案します。

ロイの適応理論を用いる場合は、変化させるべき行動、あるいは強化すべき行動を明確化し、目標を設定します。非効果的行動を変化させるとともに、適応的な行動を強化することにより、適応を促進することを目指します。そのため、行動に影響する刺激を管理し、行動を生み出す、コーピング・プロセスにはたらきかける計画を立案します。

ゴードンの機能的健康パターンから NANDA-I を用いる場合

ゴードンの機能的健康パターンでは、ウェルネス問題に対しては健康的なライフスタイルを奨励し、さらに、高水準のウェルネスへの成長を促すための援助を計画します。実存する問題の場合は、問題の原因・問題を継続させている要因を軽減するための援助を計画します。

NANDA-I の看護診断を用いた場合は、看護成果分類（Nursing Outcomes Classification：NOC）、看護介入分類（Nursing Interventions Classification：NIC）とリンケージしている施設もあります。絶対ではありませんが、NANDA-I は、NANDA-NOC-NIC のリンケージを推奨しています。

まず、Outcome を設定するための手順は、① NANDA-I の看護診断と関連のある NOC の「領域」を選び、「類」をみる、②対象者の状態に該当する「類」を選び、そこに含まれる「成果」をみる、③対象者の状態に該当する「成果」を選び、そこに含まれる「指標」をチェックする、となります。

介入前に各「指標」を評価し、その結果をもとに「成果」の評価を行います。「指標」ごとに介入により目指すレベルを決定し、各指標の目指すレベルを総合して、「成果」の目指

すレベルを決定します。「成果」の目指すレベルから、「○○に維持する」、または「○○まで上げる」、という成果目標を設定します。NANDA-NOC-NIC のリンケージが電子カルテ化されている場合は、お勧めの NIC が示されるので、それを参照します。

次に、NANDA-I の看護診断と関連のある NIC の「領域」を選び、「類」をみます。対象者の状態に該当する「類」を選び、そこに含まれる「介入」をみます。NOC との一貫性を考えながら、対象者の状態に該当する「介入」を選び、そこに含まれる「行動」のなかから、ふさわしいと考えられるものをチェックします。それを O-plan、T-plan、E-plan に並べ替えると、わかりやすくなります。

NANDA-NOC-NIC のリンケージが電子カルテ化されている場合は、お勧めの NOC が示されるので、それを参照します。リンケージのポイントは、NANDA-I で看護診断を確定するに至った診断指標、または危険因子が、NOC の指標と NIC の観察項目に含まれていること、そしてそれらを軽減するための援助が、NIC の行動に含まれていることです。

●目標設定から入る場合

ICF の枠組みから多職種協働で援助を行う場合は、目標志向的にアプローチします。Goal に到達するために、クリアすべき課題を抽出すると、Outcome とほぼ同様のものになるでしょう。課題を達成するための方策（具体策）は、現状分析から入る場合と同様に作成します。

前述したように、「できる活動」と「している活動」の隔たりの要因を、問題として挙げる場合や、枠組みだけ ICF を用いて、看護独自の視点でアセスメントを行う場合は、問題志向型の問題解決法となり、Outcome と具体策の立案は、現状分析から入る場合と同様になります。

看護計画の追加・修正・中止については、援助を実施した結果に対する評価により行われます。経過記録で対象者の状態の観察、援助に対する反応を評価し、そこで追加・修正の必要性があれば、看護計画に反映させます。もしくは、評価日に看護計画を評価し、追加・修正・中止を判断します。

日々と評価日に行う評価の指標は Outcome です。NANDA-NOC-NIC のリンケージをしている場合は、「指標」ごとに状態を評価し、計画の中止・修正・追加を決定します。

経過記録

経過記録は、「看護を必要とする人の意向や訴え、健康問題、治療・処置、看護実践などの経過を記載したもの」[1] とされ、叙述的な記録とフローシートがあります。今回は、経時的・叙述的記録は省略します。

●叙述的な記録

POS による SOAP 形式

POS（PONR）では、経過記録を SOAP 形式で記載します。これは、問題リストに挙げた問題に焦点を当てて記録をすることです。以下の内容になります。

ⓐ S（Subjective data）：主観的情報

患者の自覚症状、訴え、気持ち、思いなど本人から聞かなくてはわからないことで、家族の発言も含めます。言語的コミュニケーションがとれなくても、問いかけにうなずくことができれば、それは S となります。

ⓑ O（Objective data）：客観的情報

看護師の観察により把握できる情報、検査データなどです。

ⓒ A（Assessment）：評価

S と O から患者の状態が変化しているか、Outcome に近づいているか、その要因は何かを判断します。

ⓓ P（Plan）：計画

看護計画の継続・追加する場合の、内容と修正を記載します。追加と修正を指摘した場合、それを看護計画に反映させます。

立案した看護計画に基づいて、実施した結果を記録する場合、A は S と O に対応しているだけでなく、Outcome に照らして患者の状態を評価する必要があります。

フォーカスチャーティング

POS の書式では、問題に取り上げていない部分の看護がみえにくいということで、1981年にスーザン・ランピー（Susan Lampe）により、患者中心の看護記録として開発された様式が、フォーカスチャーティングです。

看護過程で計画立案にあたるところでは、看護問題（看護診断）だけでなく、フォーカスを当てたことに対して、期待される成果の設定と介入を計画しても構いません。例えば、嚥下障害のある患者に対し、「嚥下障害」「誤嚥リスク状態」などの問題を示す表現ではなく、「栄養」に対する介入を計画してもいいのです。

その理由として、次の3つが示されています[7]。①看護診断を確定するほどに必要なデータが十分に集まっていないことがある、②施設の方針で、看護診断に関係なく行ったことを記録しなければならないことがある、③看護以外の職種が、同じチャートに記載することがある（看護診断に対する介入ではない）。

POS では各職種が同じチャートにそれぞれ記載しているため、③は当てはまらないかもしれません。

フォーカスは、患者の関心、心配、行動、出来事、問題などの結論です。経過記録は、フォーカス欄にその内容を記入し、看護記録の欄に、次の DAR で記載します。

ⓐ D（Data）：データ

フォーカスを支持する、または、フォーカスを説明する主観的情報、客観的情報を記載します。なぜ、援助の必要があったか、それがわかるような記載にします。

ⓑ A（Action）：行為

患者・家族に対し行った援助、医療従事者が行った治療、検査、処置などを記載します。

ⓒ R（Reaction）：反応

行為に対する患者の反応であり、患者が介入により変化したのか、期待される成果に到達したのか、という評価も記入します。

リハ看護領域では、看護問題とは関係なく「○○ができるようになった」「○○を行った」ということを残してもよいのかもしれません。

しかし、フォーカスチャーティングは、アセスメントの不足、看護記録との連動の不足、フォーカスの抽出には、臨床判断能力を必要とすることなどの困難をともないます。また、ほかの職種とチャートを共有する場合、形式を合わせることも必要になります。

● フローシート

昔でいう体温表、温度板のことです。近ごろは、看護記録の記載に割く時間を減らすために、重要度が高まっています。

POS は、看護問題に焦点を当てて叙述的な記録をするため、それ以外のことは何らかの形でフローシートに記載される必要があります。クリニカルパスの適応になっていない患者の潜在的合併症が、ハイリスクでないために、計画立案しない場合、合併症予防のための一般的な援助や合併症の観察は、フローシートに記載します。

要約（サマリー）

要約は、「看護を必要とする人の健康問題の経過、情報を要約したもの」[1] とされており、転棟時、退院時、転院時のほか、入院が長くなった場合は、中間サマリーとして途中でまとめをします。

全国共通の書式はありませんが、Web 上にダウンロードできるように掲載している看護協会もあります。おもな記載内容は、以下のとおりです。

①患者の基本情報、②診断名、③現病歴、④既往歴、⑤入院後の経過、④看護問題・介入と成果、⑤現在の ADL、⑥継続する治療、処置、⑦残された看護問題と必要な援助、⑧患者・家族への説明と受け止め方など。

POS では、看護介入と成果に関して SOAP 形式で書くこともありますが、わかりにくいため必須ではありません。

要約を記載する目的は、転棟後、転院後、退院後に援助にかかわる看護職に、有用な情報

を提供することです。それにより、円滑な連携をとれるようになり、患者・家族に効果的な援助を提供することができます。したがって、経過と病棟を出るときの状態、残っている看護問題や、今後の課題に関する記載が重要になります。

　要約は、継続看護を可能にするためのものですが、多職種協働によるアプローチでは、ほかの職種が看護要約の情報を利用することもあり、他職種にも理解しやすい記載が求められます。

引用・参考文献

1) 日本看護協会. 看護記録に関する指針. 2018. https://www.nurse.or.jp/home/publication/pdf/guideline/nursing_record.pdf（2018年6月参照）.
2) 下舞紀美代. ロイ. ケースを通してやさしく学ぶ看護理論. 黒田裕子編. 愛知, 日総研出版, 2017, 269.
3) T・ヘザー・ハードマンほか. NANDA-I看護診断 定義と分類 2018-2020. 原著第11版. 東京, 医学書院, 2018.
4) 上田敏. ICF（国際生活機能分類）の理解と活用―人が「生きること」「生きることの困難（障害）」をどうとらえるか. 東京, きょうされん, 2018, 52-8.
5) 大川弥生.「よくする介護」を実践するためのICFの理解と活用―目標指向的介護に立って. 東京, 中央法規出版, 2009.
6) 上田敏. 日常生活動作を再考する：「できるADL」「しているADL」から「するADL」へ. 日本リハビリテーション医学会誌. 30 (8), 1993, 539-49.
7) スーザン・ランピー. フォーカスチャーティング―患者中心の看護記録. 東京, 医学書院, 1997, 108.

3 看護計画と経過記録の連動

獨協医科大学看護学部教授　粟生田友子

はじめに

　看護記録は、看護の実践・評価のために作成されるものです。そのために、看護情報を収集し、吟味し、必要なケアを抽出し、看護計画を立て、実際にケアを提供した状況をありのままに書きます。そして、それに連動してケアの実施状況、その時点ごとの判断、その後のケアの継続の適否や示唆までを記載します。この一連の状況を書くのが、看護記録です。

　専門性のある情報を、看護師の思考のアンテナを立てて的確に入手することがまず必要であり、次に実際にアセスメントに活用していくことが必要であり、さらに、実践の過程やその成果を、的確に残すことも必要です。

　このような看護過程のフローが、看護記録にはなくてはならないものです。つまり、看護の情報は計画を立てて実施し、評価し、次につなげられて、活かされていくものです。

　実際の看護過程のフローに沿って看護記録を見ていくと、以下のような看護計画の立案の時期によって記録の視点が違ってきます。
1）看護計画立案前の記録
2）看護計画立案後の記録
3）看護計画の評価の段階での記録

看護計画立案前の記録

　看護計画の立案の前には、計画を立てることができる看護情報が必要です。単に看護計画を立てるために看護情報を入手するというだけでなく、対象とかかわり合ううえで得られるさまざまな情報から、看護の必要性がみえてくる場合もあるでしょう。一見ファジーな情報や、日常場面での「おや!?」と思える情報のなかにも大切な看護情報が潜んでおり、情報を的確にキャッチできれば、実に個別性のある看護計画につなげられることもあります。

　看護計画を立てるための看護情報とは、対象と出会う初期にすでに与えられている情報の範囲から推察できるのです。

　例えば、大腿骨頸部骨折の80歳代の女性が入院してくるとすれば、この程度の情報でもすぐにスタンダードな看護の計画を想定し、"どんな患者さんなのか"看護師は専門的な視

点でアンテナを立てて迎え入れるでしょう。今の痛みはどうか、家ではどのくらい歩いていた人か、家族はどんなふうに付き添ってきて、退院に向けて協力が得られそうだろうか……、というように「推察」をめぐらしていきます。

この推察は、基本的な知識、病棟でのスタンダードに加えて、それまでの経験や気付きがあるからこそできる「技」でもあります。リハビリテーション（以下、リハ）看護の領域では、ことに生活者としての対象の情報が重要であり、看護らしい視野で対象の情報を集められれば、その後のケアにつながる重要な人間像や生活像を描くことにつながっていきます。

入手する情報は、細やかに系統立ててとります。大まかな枠組みでみれば、身体状態、心理的状態、社会的状態に分離することができますが、大まかな見方では、看護の必要性もまた大まかにしかならないので、ファジーなままであれば、疾患情報や限られた情報に基づく標準的な看護計画にしかなりませんが、細かくとればとるほど、「個別性」につながる看護計画が立てやすくなります。

この系統立てた情報というのは、看護情報のデータベースの枠組みであり、もっとも頻繁に用いられている NANDA の 13 項目、ゴードンの 11 項目などがそれにあたります。リハ看護領域では、セルフケアの分類が該当することのほうが多いかもしれないし、ICF の分類に沿って情報収集するところもあります。なにが違ってくるのかといえば、対象を見る視点、つまりアンテナの立てどころです。「人」をどう見て、どのような看護の方向性へ導くかが異なっているのです。

表 1 は、NANDA、ゴードン、ICF の看護データベースの分類についての比較を示しています。看護のデータベースは、それを作成した人たちが、どのように「人」をとらえ、どのように生活をとらえているかが反映されており、ある枠組みを選択することで、その視点はある程度映し出されてきます。

そのために、ゴードンの分類で「人」をとらえようとする場合と、ICF の枠組みでとらえようとする場合では、情報の観点が異なり、その後の看護問題や課題の出し方が異なってきます。ICF では、人の健康状態、健康関連因子のとらえ方が特徴的で、人間の健康行動を「問題」とはとらえません。

臨床の場の状況によってなにが重要な情報か、つまり、看護の対象をどんな視点でとらえることが必要か、そして、どのような情報をどんな枠組みで入手するかが異なります。そのため、ケアの「場」や、ケアの「対象」に合った枠組みを採用すればよく、不適切な枠組みを用いれば、情報不足や、情報の適切さを欠いてしまうので、最終的に患者へのケアの質は上がってきません。

しかし、情報をとる枠組みが適切ならば、よい看護計画につながるかといえば、決してそうではありません。看護師の対象を見る視点は、その枠組みのなかで、対象に近づいて、かかわり合うことでこそ必要な情報が入手できるからです。ここにもまた「技」があります。

表1 NANDA、ゴードン、ICF、セルフケアーアセスメントデータの収集から看護上の課題を導く指標

	患者情報の分類	看護過程	導かれるもの
NANDA	13項目（頻回の変更がある） ヘルスプロモーション 栄養 排泄と交換 活動休息 知覚／認知 自己知覚 役割関係 セクシュアリティ コーピング／ストレス 生活原理 安全／防御 安楽 成長／発達	スクリーニングアセスメント ↓ 診断候補 ↓ 深いアセスメント ↓ 看護診断	看護診断
ゴードン	11項目 健康知覚—健康管理パターン 栄養—代謝パターン 排泄パターン 活動—運動パターン 睡眠—休息パターン 認知—知覚パターン 自己知覚—自己概念パターン 役割—関係パターン セクシュアリティ—生殖パターン コーピング—ストレス耐性パターン 価値—信念パターン	第1次アセスメント ↓ 第2次アセスメント （重点アセスメント） ↓ 看護問題リストの抽出 ↓ 看護計画	看護診断
ICF	心身機能—精神機能、感覚と痛み、音声と発話の機能、心血管系・血液系・免疫系・呼吸器系の機能、消化器系・代謝系・内分泌系の機能、尿路・性・生殖の機能、神経筋骨格と運動に関連する機能、皮膚および関連する構造の機能 身体構造—神経系の構造、目・耳・および関連部位の構造、心血管系・免疫系・呼吸器系の構造、消化器系・代謝系・内分泌系に関連した構造、尿路性器系および生殖系に関連した構造、運動に関連した構造、皮膚および関連部位の構造 活動と参加—学習と知識の応用、一般的な課題と要求、コミュニケーション、運動・移動、セルフケア、家庭生活、対人関係、主要な生活領域、コミュニティライフ・社会生活・市民生活 環境因子—生産品と用具、自然環境と人間がもたらした環境変化、支援と関係、態度、サービス・制度・政策 個人因子—（ICFでの分類は示されていない）	健康状態と健康関連の因子に関する情報の分離 ↓ 健康上の課題の抽出 目標の設定	問題点と課題 ウェルネス

（文献1〜3をもとに作成）

同じ患者にかかわり合っても、看護の必要性が細やかに抽出できる看護師もいれば、そうでない人もいます。「見る」ということが、そこには必要になります。人に近づき、人とかかわり合うということは、単なる物理的な距離だけではなく、「人」「生活」「ケア（看護）」をどうとらえているかという、情報量の大きな差になってくるといえます。

電子カルテ上で病名をクリックすれば、ある程度の必要な情報が列挙される昨今、患者と接していても、「人」を見ない看護計画が立ち上がってくることがあります。情報項目にチェックタグを入れれば一応「見た」ことにはなりますが、それだけでは情報がとれていることにはなりません。逆に活かしてもらえないような情報は、とる必要はなく、個人情報の侵害にもなります。

対象に関心をもって近づいていけば、「人」「生活状況」「その人の人生や価値」「家族との会話の状況」など、"生" の生き生きとした情報が、そこにあるはずです。

例えばそれは、次のような違いになります。

●A さんの入院時の状況

例 1

○月○日 17 時	ストレッチャーで緊急入院。 家族は夫のみ付き添い。 疼痛なし。 主治医の診察あり。夜間の眠剤の指示あり。

例 2

○月○日 17 時	ストレッチャーで緊急入院。 痛みの訴えなし。「横になって運んでもらって情けない」「寝ていれば大丈夫」「いつもは夜中にトイレが 3 回くらい。どうすればいいのかのう」 夫 83 歳が付き添う。やや前傾での歩行であるが、杖なしでの歩行でふらつきはない。 「家にいてもいつも 2 人なもんで、しばらくここにいていいかのう」と口にしている。 主治医の入院時診察あり。 「先生、歩いて帰れる？」と尋ねている。 表情はやや緊張しているように見えるが、落ち着いている。

例 2 は、入院時情報としては、入れても入れなくてもいい情報にみえますが、この記録を書いた看護師の意図はどこにあるのでしょうか。夜間のせん妄発症リスクをここに書き残した可能性もありますし、入院時の患者の不安をとらえようとしていた可能性もうかがえます。また、これまでの生活の状況や、この時点での退院までの意思もみえてきます。これが、看護師の情報の必要性の認識を示すアンテナの違いです。

看護計画立案後の記録

　看護計画を立てたあとは、看護記録がシステマチックに計画に則って記載されていきます。現在多くの書式は、OP（objective plan）、CP（care plan）、EP（educational plan）の要素を含むものであり、看護問題や看護上の課題、看護の方向性を示していきます。

　重要なことは、看護計画に則った看護の実践の過程であり、これをどう書くかによって記録も生き生きしますし、看護計画の次のステップへと進める妥当性を判断できることにもなります。

　看護記録が生き生きするということは、そこに"生"を感じられる患者の言動やフィジカルな状況が見える、患者を取り巻く周囲の状況が見えることにつながっていきます。俗的な言い方をすれば、細やかに書き留めることが求められているともいえるでしょう。

　看護ケアの目標が立てられたあとの記録の意義は、患者の日々の変化が共有され、チーム全体が同じケアの目標に向かって達成動機を強めることになります。したがって、記録は共有できる情報の、時間軸に沿った変化を書きます。求められる記録の情報には、多職種の共通言語である患者情報の重要な視点に関する記録の具体性と、その医療職者の解釈や判断が必要です。共有できる情報が盛り込まれるためには、評価尺度の数値による変化をとらえることや、フィジカルな情報についての解釈が言語化されること、そして患者の主観的情報のありのままの記載です。書かない情報は「ない」ことに等しいといえます。

　リハ看護分野での記録が、どうすればケアと連動していけるかを挙げます。

①事実の共有：
　ADLの状況が十分に共有できる事実として書かれていること

②看護師の解釈の表明：
　認知機能や身体機能によって、現れている患者の行為が具体的にわかること、そしてその観察者である看護師の解釈がわかること

③患者の変化が読み取れる：
　看護目標に向かって計画されたものに対して、患者がどのように変化しているかがわかること

④看護の実践の場面の状況：
　看護師がなにをアセスメントし、どのようにかかわろうとしたか、またどのようにかかわったかがわかること

⑤看護ケアの経過や結果の共有：
　共有できる明確な記載、変化の判断ができる記載とフィジカルデータの活用

⑥看護ケアの結果：
　次になににつながればよいかが明記されていること

このような記録であれば、看護計画が、日々の看護実践に反映されていることの証しとなります。

看護計画の評価の段階での記録

看護計画は実践され、評価されて次の計画へと再びつなげられていくものであると同時に、ケアの成果は、実際に評価可能なものでなければなりません。

成果（アウトカム）とは、看護の長期的・短期的目標に対してなにがどう実践され、患者の変化がどう起こったかをみるものであり、それによって、看護のケアの質が測られます。

短期目標について言及すれば、なにをいつまでに達成するかということと、どこまで達成するかということが、明確に述べられている必要があります。またその目標は、看護師の目標ではなく、患者の変化、あるいは変化の結果、どういう状態になっているか、結末を書いていることが重要です。

例を示すと、以下のようになります。

●Aさんの退院に向けての看護目標

例）立案日　8月11日

　　　短期目標　8月31日（退院決定予定）

> 介助なしに、自分の意志で、低床ベッドから自分でベッド柵を確実につかんだ状態で立ち上がることができる。
> 根拠：患者は今、自分からは起き上がることができないと思い、起き上がりの意思が見られない。
> 起き上がりの開始動作に転倒リスクがあり、ベッド柵のつかみが十分でない。
> 退院予定は現在明確でないが、医療ソーシャルワーカー（MSW）が8月末までには決定予定である。

根拠は、なぜその目標設定なのか、看護師はなにを目標として病棟でかかわっているかが多職種で共有されるためには、ここに明記されることも一助になります。

成果は、「達成できた」「達成できなかった」「その理由はなにか」を評価します。そして看護計画は再立案され、日々の記録に反映されていくことになります。

おわりに

　看護記録が看護計画に連動し、効果的に記載されていくには、初期段階での看護のアンテナの立ちどころが1つのカギになります。そして、看護計画には看護師の判断したアセスメントや、情報の解釈過程が示され、情報共有、連携、成果へとつなげられます。

　患者を間近で「見る」ことで記録化されるものは、「単に距離が近いから見える」のではなく、「見ようとして初めて見える」ものであり、看護師の人や生活や暮らしのとらえ方がそこに反映されてきます。

引用・参考文献

1) 障害者福祉研究会. 国際生活機能分類（ICF）：国際障害分類改定版. 東京, 中央法規出版, 2002, 286p.
2) T. ヘザー・ハードマン. NANDA1 看護診断：定義と分類 2018-2020. 原書第 11 版. 東京, 医学書院, 2018, 616p.
3) マージョリー・ゴードンほか. アセスメント覚え書：ゴードン機能的健康パターンと看護診断. 東京, 医学書院, 2009, 249p.

4 電子カルテシステムと看護記録

埼玉県総合リハビリテーションセンター看護部長　佐藤啓子

電子カルテシステム

　診療録は、「診療録等の電子媒体保存について」（保発第82号平成11年4月22日）の通知により、3条件を満たすことで、電子媒体に保存することが認められるようになりました（**表1**）。

　一般病院全体の電子カルテ整備率は21.9％（2011年）ですが、病床数400以上の大規模病院では57.3％に及んでいます[1]。平成30年度診療報酬改定で、回復期リハビリテーション病棟（以下、回リハ病棟）入院料算定の施設要件に、「データ提出加算に係る届出を行った保険医療機関であること」が入りました（保医発0305第2号）。平成31年3月31日（許可病床数が50床未満または病棟のみを有する医療機関においては、平成32年3月31日）までの間は、当該基準を満たしているものとみなすとの経過措置がありますが、電子カルテの導入は今後も推進されることが予測されます。

電子カルテシステムの構成

　2016年に導入した、当センターの電子カルテの構成を例として挙げます。

　電子カルテは、処置、指示などのオーダリングシステムと、看護データベース、看護計画などを含む看護支援システムから成る基幹システム、臨床検査・調剤支援・放射線・リハビリテーション（以下、リハ）・栄養などの部門システムで構成されています。

　電子カルテシステムと医事会計システムを連動させて、レセプト請求が行われます（**図1**）。部門システムは、施設の機能に合わせて構成されるので、どこまでをシステムとして

表1　診療録等の電子媒体保存の3条件

1. 真正性	故意または過失による虚偽入力、書換え、消去および混同を防止すること。作成の責任の所在を明確にすること。
2. 見読性	情報の内容を必要に応じて、肉眼で見読可能な状態に容易にできること。情報の内容を必要に応じてただちに書面に表示できること。
3. 保存性	法令に定める保存期間内、復元可能な状態で保存すること。

（保発第82号平成11年4月22日）

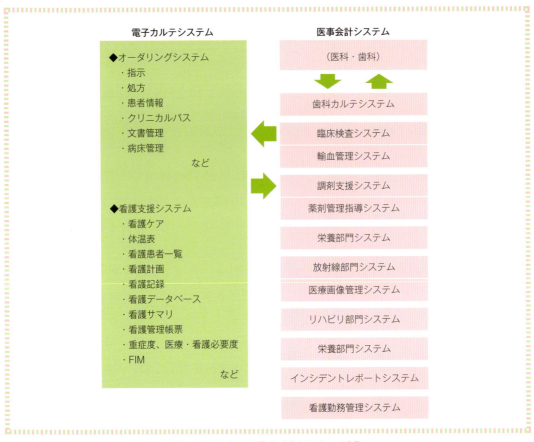

図1 電子カルテ構成（当センターの例）

入れていくのか、導入の際に十分に検討する必要があります。

電子カルテの特徴と看護記録

●大量のデータ保存とデータの活用

　電子カルテは、大量のデータを保存することが可能で、得られたデータを取り出し、活用することができます。

　平成28年度診療報酬改定で、リハのアウトカム評価として、リハの効果に係る実績指数（以下、実績指数）が求められるようになりました。平成30年度改定では、回リハ病棟入院料が6段階に再編され、施設基準として看護職員・セラピストなどの人員配置、重症患者割合、在宅復帰率に加えて、入院料の段階ごとに当該の実績指数以上であることが要件となりました。

　回リハ病棟入院料1では、実績指数37以上が求められます。この実績指数は、機能的自立度評価（functional independence measure：FIM）が用いられていますが、FIMは看護

師だけでなく、セラピストも評価を行っている施設があると思います。入力されたFIMデータをシステムにより集計し、実績指数を算出することもできます。

このFIMデータは実績指数を出すためだけでなく、ADL自立に向けた課題はどこにあるのか、どの部分にかかわることで、自立に向かえるのかを検討する情報にもなります。

また、データは長期間保存することができるので、過去のデータを分析して、リハや看護の質向上のために活用することも可能です。

● データの再利用

保存されたデータは再編集することができます。看護データベースの再編集や、データベースや看護計画を紐づけして、サマリーの編集や他施設への情報提供書が作成できます。診察記事のコピー＆ペーストや、看護計画の再利用などはどこまでしてよいのか、どの時期に終了とするかなどルール化しておくことが必要です。

● 情報共有が即時に可能

リハ領域では、1人の患者にかかわる職種は多岐にわたります。電子カルテは、同時に院内複数の場所から患者情報にアクセスできます。指示の変更確認や、患者の体調変化に関する情報を即時に確認できますが、この即時性が活かされる条件として、情報が入力されていることが前提となります。指示の変更や、患者状態の記録、内服の実施記録などをタイムリーに行うことが、電子カルテの機能を活かすことにつながります。

ほかにも感染情報、薬剤アレルギー、食物アレルギーなど即時に共有したい情報があります。すべての職種が共有したい情報をどこに、どの職種が入力するのかを明確にしておくことが必要です。当センターの電子カルテの患者情報画面を、図2に示します。

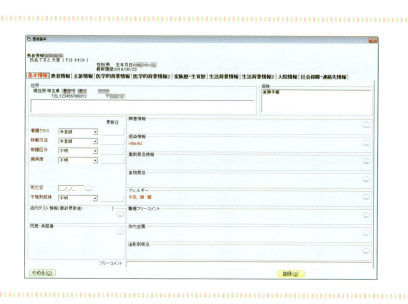

図2 電子カルテの患者情報画面

多職種が共有して入力するリハ総合実施計画書（図3）などは、それぞれの職種がどこの記載を担当するか、一目でわかるように項目ごとに色分けをしています。また、いつまでに誰が計画書の入力をすればよいのかを確認できる機能（図4）もあります。

● **情報検索が可能**

　診察記事（経過記録）は医師だけでなく、看護師、セラピスト、医療ソーシャルワーカーなど、それぞれが記録をします。これまで、紙カルテでは別冊として保管されていたものが、診察記事では1画面で全職種の記録を見ることができるようになりました。これまでは、多くの記録のなかから、必要な記事を探すのに時間を要する場合がありました。

　カンファレンスの記録を例に挙げると、症例検討会、退院支援カンファレンス、認知症ケアカンファレンスなど、多くのカンファレンスが行われます。カンファレンス記録に、症例検討会などのカンファレンス名をタイトルとしてつけておくと、タイトル検索ができます。

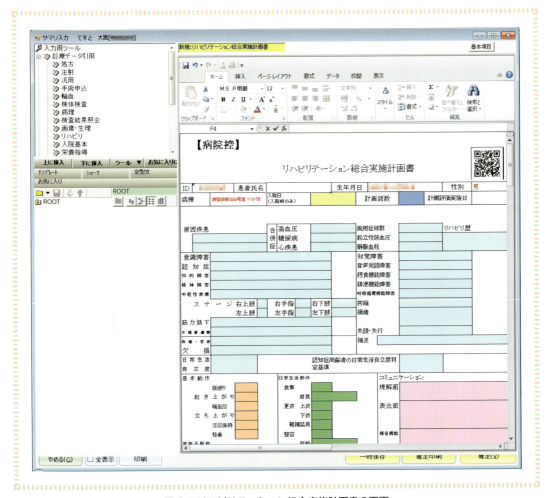

図3　リハビリテーション総合実施計画書の画面

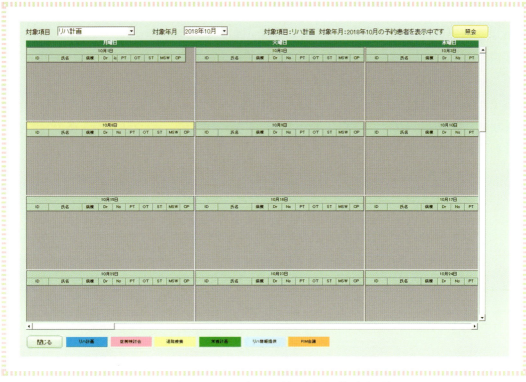

図4 ■ リハビリテーション計画の面接予定および担当者一覧画面

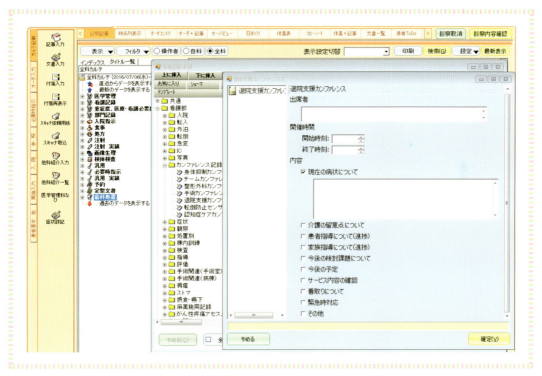

図5 ■ 退院支援カンファレンスのテンプレート画面

また、記録に必要な項目を設定し、選択入力ができるテンプレートを用いることで、記録を漏れなく、効率的に記録することができます（図5）。

　また、情報は同時に多職種が共有するので、略語の使用など、共通の用語を使用したり、理解しやすい内容にすることも必要です。

　電子カルテの特徴を述べてきましたが、一方で、電子カルテを導入することで、個人情報の漏洩や、真正性にかかわる虚偽入力や書き換えなどの問題、システムダウン時の対応などの課題もあります。リスクを理解したうえで、効果的に電子カルテを活用できるようにしていくことが必要です。

引用・参考文献

1) 総務省. 平成27年度版情報通信白書. http://www.soumu.go.jp/johotsusintokei/whitepaper/ja/h27/pdf/index.html（2018年6月参照）.
2) 厚生労働省. 健康・医療・介護分野におけるICTの活用について. http://www.mhlw.go.jp/file/06-Seisakujouhou-12600000-Seisakutoukatsukan/0000038005_1_12.pdf（2018年6月参照）
3) 日本看護協会. 看護記録に関する指針. 東京, 日本看護協会, 2018. https://www.nurse.or.jp/home/publication/pdf/guideline/nursing_record.pdf（2018年6月参照）.

第 2 章

目的別の看護記録

1 日常生活機能評価がみえる看護記録

東京湾岸リハビリテーション病院2階病棟看護主任
脳卒中リハビリテーション看護認定看護師　髙木朋子

はじめに

　2006年度の診療報酬改定で、病院の入院基本料の施設基準として、看護管理の観点から各病棟の入院患者の「重症度・看護必要度」に係る評価を行い、実績に合わせた適正な配置数の確保が求められることになりました。

　2008年度の改定では、急性期などの手厚い看護を必要とする患者の「看護必要度」を測定する基準が導入され、回復期リハビリテーション病棟（以下、回リハ病棟）でも「重症度・看護必要度に係る評価票」のB項目を用いた「日常生活機能評価」が必須となりました。

　臨床現場では患者のニーズに合う適切なケアを提供する環境を整えるため、科学的根拠に基づいた看護職員の配置方法の確立が求められており、そのための指標として「看護必要度」が用いられています。

日常生活機能評価

　日常生活機能評価は看護必要度のB項目に該当し、「日常生活機能評価表」を用いて評価を行います（表1）[1]。日常生活機能評価表は患者の状況に応じた13項目で構成されており、1項目につき0〜2点、全項目では0〜19点です。得点が低いほど、生活自立度が高いです。

評価の5つの留意点

　筒井[2]は、「看護必要度」を正しく評価するために、以下の5つの点に留意しながら評価を行うことを提唱しています。

(1)「看護必要度」は、入院患者に提供されるべき看護の必要量を推定するものである

(2)「看護必要度」のチェック項目は、日本の病院で実施された業務量調査の結果から選定されている

(3)「看護必要度」のチェック項目には、厳密な定義と判断基準がある

表 1 ■ 日常生活機能評価表 （文献 1 を参考に作成）

患者の状況	得点		
	0 点	1 点	2 点
症状安静の指示	なし	あり	
どちらかの手を胸元まで持ち上げられる	できる	できない	
寝返り	できる	なにかにつかまればできる	できない
起き上がり	できる	できない	
座位保持	できる	支えがあればできる	できない
移乗	できる	見守り・一部介助が必要	できない
移動方法	介助を要しない移動	介助を要する移動（搬送を含む）	
口腔清潔	できる	できない	
食事摂取	介助なし	一部介助	全介助
衣服の着脱	介助なし	一部介助	全介助
他者への意思の伝達	できる	できるときとできないときがある	できない
診療・療養上の指示が通じる	はい	いいえ	
危険行動	ない	ある	

※得点：0〜19 点
※得点が低いほど、生活自立度が高い。

合計得点　　　　点

（4）「看護必要度」の評価には、看護に係る記録が残されていることが必要である
（5）「看護必要度」の評価は、医師・薬剤師などとの多職種協働が必須である

　患者がどんなに重傷であっても、患者に対する看護行為等が発生しなければ「看護必要度」は評価されません。「看護必要度」の評価には、看護行為の実施を示すものとして記録を残すことが求められており、記録がなければ、その行為は行われていなかったものと判断されます。
　また、厚生労働省通知では「評価においては、後日、第三者が検証を行う際に、記録から同一の評価を導く根拠となる記録を残しておく必要がある」とされており、事実に基づいた内容を正確に記録することが重要です。

日常生活機能評価がみえる看護記録とは

　看護記録は「日常生活機能評価 評価の手引き」（**表 2**）[1] に沿って記載します。そのうえで ①24 時間の記録に基づいて評価内容が記載されているか、②医師の指示書による動作制

限はあるか、③１人でできるか、またはどのような介助を行ったか、以上３点が明確に記載されているかどうかがポイントとなります。実際の事例をとおしてみていきましょう。

表２ 日常生活機能評価 評価の手引きより一部抜粋（文献１より）

1. 評価の対象は、回復期リハビリテーション病棟入院料を届け出ている病棟に入院している患者とし、日常生活機能評価について、入院時と退院時または転院時に評価を行うこと。ただし、産科患者、15歳未満の小児患者および短期滞在手術等基本料を算定する患者は評価の対象としない。
2. 評価対象時間は、０時から24時の24時間であり、重複や空白時間を生じさせないこと。
3. 評価は、院内研修を受けたものが行うこと。院内研修の指導者は、関係機関あるいは評価に習熟した者が行う指導者研修を概ね２年以内に受けていることが望ましい。
4. 評価の判断は、項目ごとの選択肢の判断基準等に従って実施すること。独自に定めた判断基準により評価してはならない。
5. 評価は記録と観察に基づいて行い、推測は行わないこと。
6. 義手・義足・コルセット等の装具を使用している場合には、装具を装着した後の状態に基づいて評価を行う。
7. 評価時間帯のうちに状態が変わった場合には、自立度の低いほうの状態をもとに評価を行うこと。
8. 医師の指示によって、当該動作が制限されていることが明確である場合には、「できない」または「全介助」とする。この場合、医師の指示に係る記録があること。
9. 当該動作が制限されていない場合には、可能であれば動作を促し、観察した結果を評価すること。動作の確認をしなかった場合には、通常、介助が必要な状態であっても「できる」または「介助なし」とする。
10. ただし、動作が禁止されているにもかかわらず、患者が無断で当該動作を行ってしまった場合には「できる」または「介助なし」とする。
11. 日常生活機能評価に係る患者の状態については、看護職員、理学療法士等によって記録されていること。

Case 1

移動・移送の場面

- 患者：Ａさん、60歳代、女性。夫（60歳代）と娘（30歳代）の３人暮らし。
- 現病歴：
  脳出血を発症し、急性期病院で保存的治療を行い回復期リハビリテーション病棟（以下、回リハ病棟）へ転院。左片麻痺の残存あり。理解力低下なし。急性期病院のリハビリテーション（以下、リハ）で杖を用いた歩行訓練を開始しており、回リハ病棟転棟時より医師から病棟内杖歩行自立の許可を得るが、日常生活活動は車椅子を使用している。
- 既往歴：高血圧、糖尿病

目標
安全に屋内歩行が行える

O-P
- バイタルサイン、全身状態
- 運動機能、麻痺、立位バランス、姿勢の状態
- 歩行能力、耐久性、疲労
- 装具を付ける場合、正しく装着できているか
- 歩行に対する意欲、自信、不安、認知、自発性、注意力
- 自宅環境
- 家族構成、生活パターン
- 退院後の活動範囲、趣味

T-P
- 安全な室内環境の設定
- 能力に合った補助具や装具の選択
- 病棟訓練の取り入れ、段階的な歩行距離の延長
- 歩行に自信がもてる声掛け、ねぎらい
- 試験外泊の実施

E-P
- 安全な起居動作や歩行方法について
- 室内環境の重要性について（転倒事故につながりやすい物品や配置の指導）
- 補助具や装具の使用方法
- 必要時、家族へ介助方法や注意点の指導

成果目標
- ✓ 適切な補助具を選択し、おもに歩行で移動できる
- ✓ 歩行に自信がもてるようになった旨の発言が聞かれる

看護記録
#1 身体可動性障害に関連した歩行障害がある

 悪い例

日時	#		記録
10/1 12:00	1	S	「1人では歩きたくありません。車椅子を押してくれる？」
		O	リハでは歩行で移動しているため食堂まで歩行で移動することを促すが、車椅子使用を希望する。
		A	歩行に対し消極的であり、スタッフへの依存が強い。
		P	#1継続

▼ どこが悪かった？ ▼

移乗や移動能力などの具体的な記載がない

この記録では、歩行能力がどの程度であるか、車椅子操作は行えるのか、起き上がりや移乗動作はできるのかなど、患者の移乗・移動能力や介助者の介助量に関する具体的な記載がなく、患者の移動内容について把握できていません。

日常生活機能評価表の移乗・移動の評価は、「6. 移乗」「7. 移動方法」に該当します。移動方法の判断基準では、「能力」を評価するのではなく「方法」を選択します。Ａさんの場合は、能力としては歩行可能ですが、疲れているからと自力走行を断っており、車椅子を使用して介助者の介助で移動しているため、日常生活機能評価では「介助あり」となります。

また、能力の評価では、個人の感覚での判断とならず、誰が見てもわかる記録とするためには、機能的自立度評価法（functional independence measure：FIM）などの評価ツールを用いることも有効です

良い例 ❶

日時	#		記録
10／1 12：00	1	S	「1人では歩きたくないから車椅子で行きます。まだ不安なのよ。車椅子を押してくれる？」
		O	左片麻痺の軽度残存あり。理学療法士（以下、PT）によるＴ字杖を使用した歩行でFIM6。車椅子を使用して介助者の介助で移動している。認知機能面の低下はなく、安全管理面での危険場面はみられず。起き上がり動作、移乗動作は手すりを使用して自立している。
		A	訓練場面と病棟の移動場面の様子に乖離が生じている。歩行能力は高く自立歩行可能だが、歩行に対する不安が強く、消極的で、成果目標に到達していない。
		P	＃1継続。病棟でも訓練を行い、トイレ動作や整容など見守り歩行の場面を増やし、段階的に歩行距離を延ばす。それとともに、患者へ安定して歩行できていることを伝え、自信につなげていく。また、家族へ安全な歩行介助方法を指導し、家族との歩行の機会を増やす。

記録の ポイント

▶患者の移乗方法、移動方法の介助量を具体的に記載する。

▶介助量に対する介入方法とその根拠を明確にする。

Case2

食事摂取の場面

- 患者：Ｂさん、60歳代、男性。妻（60歳代）と2人暮らし。
- 現病歴：
  登山中の滑落事故により脊髄損傷（C7）となり、急性期病院での治療後に回リハ病棟へ転棟。対麻痺残存と両上肢の手指巧緻性低下あり。理解力や嚥下機能の低下なし。
- 食事摂取量が少なく、体重減少傾向。
- 既往歴：なし

目標

残存機能を活かした食事動作を獲得し、安全に食事をとることができる

O-P
- 嚥下機能
- 車椅子上での座位保持、耐久性
- 上肢の可動域制限
- 食事環境（自助具の使用状況）
- 食形態
- 食事の所要時間と疲労
- 食事摂取量の変化
- 食事に対する心理的負担の有無
- 食事を楽しむことができているか

T-P
- 姿勢の調整
- テーブルの高さ、食器の配置
- 手指巧緻性に合った自助具の選択
- 食形態の工夫
- 食事時間の設定
- 食事動作や摂取量に対するねぎらい
- 食事を楽しめるようにするための工夫

E-P
- 自己摂取のために適した食事環境についての説明
- 自助具の情報提供
- 生活場面で繰り返し実践することの必要性の説明
- 家族の理解に向けた指導、協力を依頼

成果目標

✓ 自助具を使用して自力摂取できる
✓ 食事を楽しむことができる

看護記録 ♯2 手指巧緻性の低下に伴い、食事動作を再獲得する必要がある

❌ **悪い例** ❷

日時	♯	記録
10／1 12：40	2	S 「もうお腹いっぱいだよ。疲れちゃった。」
		O 2割程度で食事摂取終了。周囲への食べこぼしが多く、飲水量も少ない。
		A 食事摂取への意欲が低く、栄養不足や脱水に注意が必要。
		P ♯2継続。食事の重要性を指導していく。

▼ どこが悪かった？ ▼

❶ 食事摂取方法の具体的な記載がない

上記の記録からは摂取量と食べこぼし量が多いことしか伝わらず（摂取量は評価に含まれません）、摂取量が少ないことで食事介助が必要なのか、摂取量を上げるために食事姿勢や食形態を工夫しているのかなどの詳細な記録が必要です。また、患者の能力や食事姿勢、食形態を記載することで、患者の介助量の把握や適切な環境であるかの評価・アセスメントにつながります。

❷ 患者の発言の意図をアセスメント・記載できていない

なぜ疲れるのか、なぜ摂取がすすまないのか、に関するアセスメントがなく、食事をとるための介助の必要性について考えられていません。推測にならないように事実に基づき記載することが必要であり、患者の意思の確認を行いながら、食事介助を要するのか、自助具や食形態を工夫するのか、などのアセスメントを行うことが大切です。

日常生活機能評価表の食事場面の評価は「9.食事摂取」に該当します。「介助なし」の判断基準は、介助・見守りなしに自分で食事が摂取できる場合を指し、自助具などを使用する場合も「介助なし」に含まれます。食事を拒否する場合も介助が不要であるため該当します。「小さく切る」などの食形態の工夫や、介助者が袋を開けるなどの介助を行う場合は「一部介助」に含まれます。経管栄養の場合も、介助者の介助量に応じて評価を行います。

食事を必要量摂取することは生命維持に必要不可欠であると同時に、患者の日々の活力向上にもつながります。看護記録ではできないことを羅列するだけではなく、なぜできないのか、できる動作はなにか、患者の言動はどこからくるのかなどを考え、まずは摂取量を保てるように介助量を確保し、環境を整えます。そのうえで自力摂取につなげられるように、さらなる環境設定や自助具の検討を行うことが必要です。

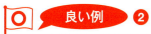

日時	#		記録
10/1 12:40	2	S	「もうお腹がいっぱいだよ。すぐこぼれちゃうし、なかなか食事がとれなくて疲れちゃった。介助されるのは嫌だな。自分のことは自分でやりたい。」
		O	通常のセッティングで提供すると、40分かけて2割程度自力摂取する。スプーンで食物を切り分ける、すくい上げる動作が困難で周囲への食べこぼしが多い。飲水に関してもコップを持ち上げることはできるが傾ける動きは困難。疲労の訴えがあるが、食事介助は希望しない。 ①食器が動かないように滑り止めマットを使用、②切り分ける動作を介助、③グリップ付きスプーンに変更し摂取を促すと、こぼさずに摂取できる。
		A	手指巧緻性の低下は変わりなく、通常のセッティングでは食事摂取や飲水が十分に行えていない。成果目標には達していない。食事時間の延長による疲労の蓄積も認められ、食思低下・飲水量低下につながっていると考えられる。 一方で、自力摂取への意欲あり、自力摂取に向けた自助具の選択や環境調整が必要である。
		P	＃2継続。食事動作に関する患者の思いの確認や、患者へのねぎらいをとおし、食事動作自立と安定した食事摂取を目指していく。食事器具を仕切り皿とグリップ付きスプーンへ変更し、食形態を一口大カットに変更して提供する。飲水はストロー付きコップを使用する。食事場面を確認し、食事環境への評価を行う。

記録のポイント

▶直接介助の有無だけでなく、直接介助以外の介助内容（小さく切る、ほぐす、皮をむく、蓋を外す、袋を開けるなど）を明確にする。
▶患者の意向を確認し、介入方針に活かす。

Case3

口腔清潔場面

- 患者：Cさん、80歳代、男性。妻（70歳代）と2人暮らし。
- 現病歴：
  脳梗塞発症後、急性期病院で保存的治療後に回リハ病棟へ転棟。明らかな麻痺の残存なし、日常生活活動は歩行で行う。自発性に乏しく、ベッド臥床していることが多い。
- 既往：高血圧、認知症

目標
口腔清潔を自立して行える

O-P
- 口腔環境の状態
- 義歯の有無
- 手指巧緻性
- 整容動作
- 認知機能
- 清潔への関心の程度、自発性
- 家族構成、生活パターン

T-P
- 口腔清潔実施に向けた環境設定
- 必要物品の選択
- 実施時間を設定し時間で誘導する
- 実施後のチェックシートの導入

E-P
- 口腔清潔実施の必要性を説明
- 口腔清潔の方法を説明
- 習慣付けに向けた注意喚起の提示
- 家族へ口腔清潔介入方法の指導

成果目標
✓ 自発的に口腔清潔を行える
✓ 口腔環境の清潔を保持できる

看護記録
＃3 自発性の低下により、口腔清潔の保持ができない

悪い例 ③

日時	＃		記録
10／1 13：00	3	S	「横になります。歯磨き？ やらなくていいよ。」
		O	食後口腔清潔を促すが、そのままベッド臥床する。
		A	口腔清潔への意識が低く介助を要する。
		P	＃3継続

▼ どこが悪かった？ ▼

❶ 患者の動作に関する記載がなく、患者自身がどこまでできるのか介助量が明確でない

口腔清潔の介助量に関する記載がされていません。介助者が口腔清潔を促した結果、患者が自発的に口腔清潔を行ったのか、介助者がすべて口腔清潔を行ったのか、介助者も患者も行わなかったのか、介助者が行っている介助量が不明確です。

❷ 患者の能力を活かすかかわりができていない

明らかな麻痺の出現はありませんが、口腔清潔の実行に移せていません。患者の指示理解

が不十分なのか、口腔清潔への必要性を感じていないのか、もともと昼食後に口腔清潔を行う習慣がないのか、アセスメントが不足しています。

　日常生活機能評価表の口腔ケア場面の評価は「8.口腔清潔」に該当します。口腔内を清潔にするための一連の行為が1人でできるかどうか、あるいは介助者が見守りや介助を行っているかどうかを評価します。

　口腔清潔には、年配になるほど今までの生活が大きく影響します。介助者の考えを押しつけることなく、患者の元々の生活パターンを把握したうえで、介入の回数や時間帯を検討していくことが大切です。

　認知機能面では、高次脳機能障害や認知症の評価として、長谷川式簡易知能評価スケール（HDS-R）やミニメンタルステート検査（MMSE）を使用することも有用です。

良い例 ❸

日時	#		記録
10／1 13：00	3	S	「横になります。歯磨き？ やらなくていいよ。」
		O	食後口腔ケアを促す。ベッド臥床を希望するが口腔清潔の必要性を説明すると、洗面台での口腔ケアに応じる。明らかな麻痺なし。MMSE20点。含嗽、ブラッシングはセッティング介助のみで行え、部分義歯の洗浄は一部介助を要する。
		A	口腔ケアの動作自体は可能であるが、自発性に乏しく、成果目標に達していない。認知機能面の低下、口腔清潔の必要性を感じていないことが要因として考えられる。患者や家族の認識の確認や元々の生活パターンの把握も必要である。
		P	＃3継続。口腔清潔に関する指導を行ったうえで、食事動作と口腔ケアを結びつけるなどスケジュール管理について検討し、習慣として動作の定着を図る。

記録の ポイント

▶口腔清潔をやっていないことに焦点をあてるのではなく、行えていること・促したら行えること・できないことを明確にして、介助が必要な場面と根拠を抽出する。

Case4
更衣場面

- 患者：Dさん、50歳代、女性。独居。
- 現病歴：
  脳出血を発症後、急性期病院で保存的治療後に回リハ病棟に転棟。左片麻痺残存あり。日常生活は車椅子を使用して過ごす。理解力の低下なし。
- 既往歴：とくになし

目標
自力で衣服を選択し、更衣動作を行える

O-P
- バイタルサイン、全身状態
- 麻痺の程度
- 身体可動域の制限
- 座位保持、耐久性
- 理解力、認知機能
- 高次脳機能障害の有無
- 発症前の衣服の好み、デザイン
- 更衣動作への意欲、自立度

T-P
- 衣服の選択（着脱のしやすさ、デザイン）
- 自助具の選択
- 安全な環境設定（椅子や手すりなどの設置）

E-P
- 更衣の必要性を説明する
- 更衣手順について定着しやすいように繰り返し指導を行う
- 着脱しやすい衣服の種類を指導する

成果目標
✓ 更衣動作を自立して行える

看護記録 ＃4 左片麻痺により更衣動作ができない

 悪い例 ④

日時	＃		記録
10／1 15：00	4	S	「ちょっとズボンを上げてくれる？」
		O	リハ着から寝衣に着替える際、ナースコールあり。上衣下衣共に介助する。
		A	自立は困難であり介助を要する。転倒など事故に注意する。
		P	＃4継続

▼ どこが悪かった？ ▼

介助量が明確でない

更衣動作の介助量の記載について、すべて介助を要するのか、患者の協力が得られるのか、患者主体で行えるのか、介助量が不明確です。

日常生活機能評価表の更衣場面の評価は「10. 衣服の着脱」に該当します。途中まで1人で行っている場合や、転倒しないよう見守りを要する場合は「一部介助」ですが、患者自身が介助を容易にするために腕を上げるなどしていても、更衣そのものを介助者が行っている場合は「全介助」となります。患者の能力だけでなく、介助量を明確に記載することが必要です。衣服の着脱に関する時間の長さは判断に関係しません。安定して更衣を行えるよう、更衣時の環境を整えることも大切です。

🚩 良い例 ❹

日時	#		記録
10／1 15：00	4	S	「ちょっとズボンを上げてくれる？」
		O	リハ着から寝衣に着替える際、ナースコールあり。左片麻痺残存により立位での下衣動作は不安定であるが、健側は1人で行い、麻痺側のズボンの引き上げ介助を要する。 上衣は麻痺側の袖通しのみ介助。靴の着脱は自立。靴下はソックスエイドを使用し見守り下で可能。
		A	一部介助を要し、成果目標には達していない。自助具の使い方は適切である。
		P	＃4継続。更衣手技を統一して指導を行い、自立に向け動作の定着を図る。立位動作は不安定であり、手すり使用を促し、転倒など事故に注意する。

記録のポイント

▶自助具の使用は「自立」に含まれる。

▶介助者の見守りや指示が行われている場合は「一部介助」に含まれる。

▶介助量の程度と根拠を具体的に記載する。

おわりに

　看護必要度は「患者に提供されるべき看護の量」と定義されています[1]。日常生活機能評価を行うことは、日々行っている看護に対し客観的指標を用いて評価することであり、患者に対し適切な看護を提供するためにも、評価の手引きに忠実に評価を行い、妥当性や信頼性を高める必要があります。

　FIM やバーセル指数（Barthel index：BI）などは ADL を評価するものであり、そのため評価項目は日常生活の動作を幅広く網羅しています。日常生活機能評価と ADL 評価は概念としては類似する部分もあり、一部重複する評価項目もありますが、評価する目的が違うため、可能なかぎり両方評価しておくことが望ましいです。

　臨床の看護に科学的根拠をもたせて、「看護の量」を客観的に数値化するには、それぞれの評価法のもつ意味や役割を理解し、活用することが大切です。

引用・参考文献

1) 岩澤和ほか. 看護必要度. 第6版. 東京, 日本看護協会出版会, 2016, 320p.
2) 筒井孝子.「看護必要度」評価者のための学習ノート. 第3版. 東京, 日本看護協会出版会, 2016, 123p.
3) 田村綾子ほか編. 脳神経ナース必携 新版 脳卒中看護実践マニュアル. 大阪, メディカ出版, 2015, 413p.
4) 栗生田友子編. リハビリ病棟の標準看護計画35：アセスメントの視点がわかって看護の質がアップする. リハビリナース秋季増刊. 大阪, メディカ出版, 2015, 251p.

2 患者のADLを支援する直接ケアスタッフ (看護師・ケアワーカー)が共有できる看護記録

NTT東日本伊豆病院回復期リハビリテーション病棟看護主任
脳卒中リハビリテーション看護認定看護師　市川　真

はじめに

　回復期リハビリテーション病棟（以下、回リハ病棟）では、障害の拡大、障害によって変化した生活を、再構築するための訓練が行われます。インターディシプリナリー・モデルによるアプローチや、トランスディシプリナリー・モデルによるアプローチによって、多くの専門職とのチームワークにより連携し、さまざまな機能訓練をとおして、日常生活のセルフケア能力を獲得できるように、援助を行う必要があります。

　このため、訓練室の中や訓練中の「できるADL」ではなく、日常生活のなかで実際に行う「しているADL」や、家庭や地域で実行する「するADL」までを目標にすることが、重要であるといわれています[1]。看護師やケアワーカーは、1日をとおして、患者の生活にもっとも身近にかかわる存在として、患者の状態を正しく把握し、援助を行うために、記録での情報共有が必要となります。

共通した言語とわかりやすい表現を使用する

　看護記録では、訓練で獲得したADLを日常に活かすための情報共有と、日常生活でまだ困難なADLを、訓練で習得するための情報提供を行います。このため、多職種間の情報を共有するための、共通した言語や指標を使えるように準備しておく必要があります。

　ADLの評価法である、機能的自立度評価法（functional independence measure：FIM）や、バーセルインデックス（Barthel index：BI）などの評価指標を熟知するとともに、評価の根拠を看護記録から読み取れるように意識して書きます。

　また、自施設のケアや、使用物品の記録表現の方法をまとめておくことで、統一した理解につなげることができます。フローシートは、観察の基準を一定にすることが、それをもとに評価できるという点で、有効です。

患者の状態・行ったケアなどの客観的な情報を正確に記録する

　看護記録の情報は、「主観的な情報」と「客観的な情報」を区別して収集します。客観的

表1 生活行動の観察の視点 （文献2を参考に作成）

座位	顔の向き、視線の方向、姿勢の崩れ、集中力
立位	顔の向き、視線の方向、姿勢の崩れ、集中力
車椅子	ブレーキ・フットサポートの操作、駆動の状況
食事	食べ方、道具の使い方、所要時間、食べ残し
排泄	尿意、便意、ナースコールの使用、ペーパーの処理、排泄後の後始末
更衣	着脱の仕方、前後・左右は適切か、ボタンかけ、所要時間、できばえ
整容	道具の使い方、水道操作、できばえ
応答	指示の理解度、表情、会話内容の正確さ

情報は正確な情報を細かく書くことにより、ほかのスタッフに情報をより多く伝えることができます。ADLにかかわる生活行動の観察の視点の例を**表1**に記載しました。

　情報を詳細に記録することは、アセスメントの幅を広げ、たとえ記録者が気付かなくても、ほかのスタッフが気付いて、ケアにつなげられることにもなります。

　また、看護記録のなかには、患者の状態をみて、自分がどのようなケアを行ったのか、ケアを行った結果としてどうだったかを記入します。このことでほかのスタッフは、有効なケア方法を知ることができ、評価の視点をもつこともできます。

患者の思いや考えなどの主観的な情報はそのまま記録する

　障害を負って生活をしている患者の精神的な変化を感じ取るためには、主観的なデータの記録が有効になります。ADLを支援するためには、患者の障害への思いなどの精神的な面・自己効力感も重要となります。

　ADLの自立度が上がらないことに対し、精神的なアプローチがより必要とされる場合や、ADLが改善しても、QOLが高まらないこともあります。このため、会話のなかで患者がどのように感じているか、どのような思いをもっているのかを知り、共有することが大切になります。

　時として患者は、特定のスタッフにしか本音を話さない場合もあるため、生活のなかでの主観的な情報の共有は、重要なケアの根拠となります。更衣や入浴のケアに対する受け入れがスムーズでない患者が、話を聞いていくと、実は洗濯物が増えることが気になっていたということがあります。どのような思いをもっているのか理解することで、ケアのアプローチ方法を変えていくことができます。

客観的・主観的情報を統合して、根拠のある思考過程を記録する

　観察した情報や行ったケア、あるいはケアの結果から、自分がどう考えたのかを記録することで、次のケアに活かすことができます。行ったケアが有効であれば継続することができ、逆に有効なケアが行われなかった場合は、評価の際に理由を検討することで、どこを修正すれば有効なケアにつなげることができるのかを考えることができます。経験の浅いスタッフにとっては、なぜそのようなケアを行っているかを考え、学ぶこともできます。

　例えば、転倒・離棟対策として、センサー類を使用することが多い病棟では、何のためにセンサーを使用しているのかを、看護記録で示すことは、スタッフの共通認識をもたらします。このセンサーコールがただちに対応しなくてはいけないものなのか、所在確認の見守りとして必要なものなのかなど、情報からどのような判断を行ったのかを記録することで、ほかのスタッフは、その思考過程を知ることができます。

　転倒対策に対して共通認識がもたらされることは、スタッフの負担感を減らし、患者の束縛感の軽減と、主体性を高めることに大きく影響します。根拠に基づいた記録をすることは、ケアの評価を行うだけでなく、自己評価につながり、ほかのスタッフの記録を読むことは、その思考を学ぶ機会にもなります。

患者の目標に焦点を絞って記録する

　それぞれの患者には退院に向けた短期目標があり、看護ではそれが現在の成果目標・看護計画となっていると思います。したがって現在の成果目標に焦点を当てた看護記録を書くことで、効率的な ADL の自立につながります。日々の患者とのかかわりのなかで、さまざまなケアを行っていると、「あれもこれも」と記録に残したくなりますが、成果目標に焦点を絞った記録を書くことによって、ケアがより具体的となり、看護記録への負担感が減ります。

Case 1

片麻痺患者の排泄介助の場面

- 患者：Ａさん、76歳、男性。
- 現病歴：右MCA領域（前頭葉・頭頂葉・側頭葉）の脳梗塞で発症から約1カ月後に回リハ病棟へ入院。左片麻痺（ブルンストローム・ステージⅢ-Ⅱ-Ⅲ）、表在・深部感覚の障害があり、高次脳機能障害（半側空間無視、注意障害など）がみられている。入院後1週目に便意の訴えがあったため、看護師がトイレに誘導し、排泄介助を行った場面での記録。

目標

スタッフの見守りのもと、トイレで安全に自然排泄できる

O-P	T-P	E-P
● 排泄の状況（尿・便意の状況、回数、量、性状） ● 動作時の注意の向き方 ● 移乗、ズボン操作時のふらつき、身体の傾き ● 排泄動作に対する言動 ● 車椅子操作	● 自分1人ではできない動作を介助する ● 車椅子から安全に移乗できるよう車椅子操作の確認を行う ● 身体バランスを整えられるよう、上下肢の位置確認を行う ● 患側への注意を促せるよう、動作前に声掛けを行う	● 動作を実施する前に注意することの確認を行う（車椅子操作、下肢の位置、手すりの把持位置）

成果目標

✔ 車椅子操作の忘れがみられない

✔ ふらつくことなく、ズボンの上げ下げが行える

看護記録 #1 排泄セルフケア不足

  ①

日時	#		記録
	1	S	「うまく立てない。」
		O	車椅子ブレーキのかけ忘れがみられる。手すりを使用し立ち上がりを介助する。ズボンの上げ下げの際にふらつきあり。便座に座る際には、性急さがあるため支える。座っていても座位が保てず、支えが必要。便は硬くないが、自然排出できず介助する。
		A	麻痺があり、全般的な介助が必要である。
		P	指導を継続する。

▼ どこが悪かった？ ▼

❶ 動作の不安定さや介助量が多いことはわかるが、どのような動作が不安定なのか、どのような指導を行ったのかがわかりにくい

　Aさんは入院後間もないため、ADLに関する情報量が少なく、すべてのスタッフがAさんのケアを経験しているわけではありませんでした。このため、看護記録からの情報は、これからケアを行うスタッフにとって重要な情報となります。

　前述の例をみると、介助量が多いことはわかりますが、実際にどのような動作を行い、具体的にどのようなケア・指導を行ったのかについて情報量が足りないと思われます。Aさんはどこをつかみ、どこに足を置き、どのように体を使えば動作が行いやすいのか、バランスを保ちやすいのかがわからない状況であり、注意も向けにくい様子がみられました。

　具体的に、どの動作の際に、どのような状況がみられたのか、それに対して看護師はどのような指導や誘導を行い、結果どうなったのか、ということを具体的に記録する必要があります。

　また、主観的情報も、精神状態や認知機能を評価する重要な情報となるため、主観的情報はできる限り話した内容をそのまま記録したほうが良いです。事例のような排泄の記録では、便の性状が硬くて出せないという場合もあり、性状や量などの情報も必要となります。

　排便コントロールについては、経過を観察する必要があり、ブリストルスケールなど共通したスケールを用いることで、統一した観察が行えます。

❷ 自分がAさんの状態をどのようにアセスメントしたのかわからない

　アセスメントでは、Aさんが成果目標に到達したのか、していないとするとどのような要因によるのかを明記することで、ケアの方向性を導き出すことができます。それとともに、情報を共有することで、ほかのスタッフの介助場面や訓練場面での強化につながります。

交代勤務で、さまざまなスタッフが排泄介助にかかわる病棟では、記録は有効な情報交換の手段の1つとなります。限られた入院期間のなかで、ADLを自立するためには、日々のケアの有効性を明らかにする必要があります。とくに入院間もない時期には、どのような動作を行い、ケアや指導を提供してどうだったかを、具体的に詳しく書くことが、次のケアに直接的につながるとともに、今後の予後予測を可能にします。

良い例 ❶

日時	＃		記録
	1	S	「ブレーキをかけるのをつい忘れちゃうんです。自分ではまっすぐ立っているつもりなんですが、体が傾いちゃいます。」
		O	ナースコールにより便意を訴えトイレで排泄する。 便器へ移乗する際に、車椅子左側のブレーキの忘れがみられる。ブレーキをかけるよう声掛けを行うが、ブレーキ位置がわからず、手を誘導しブレーキをかける。自分でフットサポートから左下肢を下ろすが、そのまま立ち上がろうとするため、肩幅に広げる介助をする。 手すりを把持し上体を前傾するように誘導すると、立ち上がることができる。ズボン操作時に手を離すと、左側に身体の傾きがある。右側に体重をかけられるように身体を誘導し、脇を軽く支えると、自分でズボンの上げ下げが行える。便座に座る際にも、前傾できるよう軽く背部を押して誘導する。 手すりの把持位置を少し前方に誘導し、下肢を手前に引くよう介助すると、座位が保てて自然排便がみられる。ブリストルスケール4の排便が、両手量あり。
		A	左半側空間無視の影響があり、ブレーキをかけずに立ち上がろうとする様子があり、成果目標には達していない。注意障害と感覚障害があるため、下肢の位置修正や手の把持位置が統一できるように、マーキングを行い、正しい姿勢で動作が行えるようにする必要がある。正しい排泄姿勢を誘導すれば腹圧がかけられ、便の性状も良いため、自然排便につなげられると考える。
		P	TPに環境調整を追加する。忘れることを自覚している言動がみられているため、左側のブレーキを目立つようにすることと、見やすい位置に注意喚起を促せるよう表示する。 ・車椅子左側のブレーキが視野に入りやすくなるよう調整する。 ・見やすい位置に車椅子ブレーキと下肢の位置修正を促す表示を行う。 ・下肢の位置と手すりの把持位置を統一できるようにテープで目印をつける。

記録の ポイント

▶ 客観的、主観的情報と行ったケアの内容は省略せずに詳細に記録し、情報を共有する。

▶ 記録の表現や観察した内容は、各施設で統一した表現方法を決めておき、情報を共有する。

▶ 行ったケアについてアセスメントを記録することで、ケアの方向性を導き出す。

Case2

訓練では排泄動作を行えるが、日常生活場面では介助を求める患者へのかかわり

- 患者：Bさん、68歳、女性。
- 現病歴：右視床出血で発症3週間後に回リハ病棟へ転棟。左片麻痺（ブルンストローム・ステージ：Ⅳ-Ⅲ-Ⅳ）、感覚障害、注意障害あり。入院6週間が経過し、訓練時はトイレ動作が1人で行えるようになったが、日常生活の場面では「スタッフに手伝ってほしい」と訴えて、介助を要していた。

目標

1人で排泄動作が行える

O-P	T-P	E-P
● 訓練での動作の様子 ● 移乗、ズボン操作時のふらつき、身体の傾き ● 排泄動作に対する言動 ● 動作時の注意の向き方	● 自分で動作を行ってもらい、できない動作を介助する ● できている動作は伝え、自信がもてるようにかかわる	● 退院後の生活環境を考えた動作が行えるよう、指導を行う

成果目標

✓ 排泄動作を1人で安全に行える

✓ 退院後に排泄動作を1人で行うことに自信がついた言動がみられる

第2章 目的別の看護記録

② 患者のADLを支援する直接ケアスタッフ（看護師・ケアワーカー）が共有できる看護記録

| 看護記録 | ♯2 排泄セルフケア不足 |

✕ 悪い例 ❷

日時	♯	記録
	2	S	「まだ自信がなくて、できないからやって。せっかく良くなってきたのに、今転んじゃったらどうしようもないでしょ。退院したら、家ではできるから、入院してる間は手伝ってください。」
		O	トイレでの排泄の際にズボン操作を促すと拒否あり。訓練ではできていることを話すが、訓練のときとは違うと話し、動作を行う様子はみられない。
		A	依存的な面がみられており、スタッフの介助が必要。
		P	自分で行うように促していく。

▼ どこが悪かった？ ▼

❶ 患者のことばに対して、どのように返答を行ったのか記録されていない

　回リハ病棟に入院してくる患者のなかには、リハビリテーションは訓練で行うもので、実際の生活場面では介助を行ってもらおうと考えている患者もいます。Bさんもトイレでの排泄動作自立を目指して、訓練時には動作が行えていましたが、日常生活の場面では、ケアスタッフに介助を頼ることが多くみられました。

　事例では、Bさんの発言として主観的な情報は記録されていますが、それに対して看護師がどのように返答したのか、Bさんの現在の状態をどのようにとらえているのかという内容が記録されていません。患者の行動・反応に対する返答や対応を記録することは、今後スタッフがどのような声掛けやケアを行っていくかを評価するための、重要な情報となります。

　とくに回リハ病棟は、障害を負ってからの生活を再構築していく過程を支援しながら、主体的な行動を引き出していく場であるため、精神面にかかわる情報の共有は、ケアの統一を図るために欠かせません。

❷ 客観的情報やアセスメントに、主観だけの表現や誤解をまねくような表現が記録されている

　拒否ということばや依存的ということばの記載は、看護師個人の主観だけの表現であり、ほかのスタッフへ誤解を与えたり、患者との信頼関係を損ねかねない表現にとらえられます。誤解を与えるような表現は避け、そのように感じた背景や言動を省略せずに記録し、アセスメントすることが大切になります。

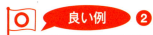

日時	#		記録
	2	S	「まだ自信がなくて、できないからやって。せっかく良くなってきたのに、今転んじゃったらどうしようもないでしょ。退院したら家ではできるから、入院してる間は手伝ってください。」
		O	トイレでの排泄の際に、自分からズボンを下ろす動作がみられない。「ズボンを下ろせますか」と声をかけるが、上記のように返答する。訓練ではできていることを話すが、訓練のときとは違うと話す。動作を1人で行うことへの不安があると感じ、ふらついたときは必ず支えること、まずは、ズボンを下げる動作を一緒に行ってみることを提案すると了承する。看護師が手を添えるが、ズボンを下げることはふらつきなく行える。「うまくできていますよ」と伝えると、笑顔がみられる。
		A	ズボン操作を訓練でできるようになってからまだ間もなく、1人で行うことへの不安や、転倒により、さらに障害を増やしてしまうことへの恐れを感じており、成果目標に達していない。
		P	TPに排泄時のかかわり方を追加。気持ちを受け止めて、まずはズボンを下げることを1人で行ってもらえるよう声掛けを行い、できた際にはそれを認めて、自己効力感を高めていけるかかわりを統一して行っていく。 ・ズボン下げのみ実施してもらう。 ・1人でできた際には、それを認める声掛けを行う。

記録のポイント

▶主観的な情報に対しては、どのように返答・対応したのかを記録し、患者の反応も含めて、自分がアセスメントした内容を記録することで、かかわり方の方向性を統一する。

▶「拒否」「依存的」というような、主観のみの、誤解を与えるような表現方法は避け、そのように感じた背景をアセスメントし、記録する。

Case3

大腿骨頸部骨折後、下肢に痛みがある患者へのかかわり

- 患者：Cさん、75歳、女性。
- 現病歴：自宅の庭で転倒し、左大腿骨頸部骨折と診断され、急性期病院で人工股関節全置換術を施行。術後2週目で回リハ病棟へ入院となった。入院後1日目。術創部の痛みがあり、起居動作時に膝が屈曲できず、車椅子への移乗時にも、患肢に十分に荷重をかけられない様子がみられていた。

目標
歩行でADLが自立できる

O-P	T-P	E-P
●疼痛の有無、部位、程度と鎮痛薬の効果 ●起居、移乗動作時の膝折れ、ふらつきの有無	●疼痛があるときには、コントロールできるよう医師に報告する ●疼痛が強いときには、動作介助を行う	●疼痛が強いときには、申し出るよう指導する ●動作の確認のため起き上がる際には、ナースコールをするように説明する

成果目標
✓ 痛みがコントロールでき、患側への荷重がかけられるようになる
✓ 1人で車椅子に移乗できる

看護記録　　♯3 移乗能力障害

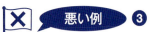

日時	♯		記録
●月●日 ●：●	3	S	「飼っている猫が飛び出したから危ないと思って追いかけたら、つまずいて転んだんです。もう痛くて痛くて、自分1人では起き上がれなくて、大声で助けを呼んだの。そのときに比べたら今はマシになったけど。」
		O	動くと痛みが強くみられ、起き上がる際にも下肢の介助が必要。起き上がる際には、笑いを交えながら受傷時の様子を話してくれる。左足に体重をかけると痛みが強くなることを心配し、車椅子への移乗は介助する。臥床後に、アイスノン®で創部を冷やす。
		A	歩行できることを強く希望している。動作が拡大できるように、疼痛コントロールを行っていく。
		P	継続

▼ どこが悪かった？ ▼

❶ 客観的に共通認識できる指標で痛みが表現されていない

　骨折などの術後間もない患者では、痛みを抱えて、日常生活に影響が出ている場合も少なくありません。Cさんは、まだ術創部の痛みを訴え、日常生活にも影響が出ていました。痛みは、個人によってとらえ方や表現の仕方が異なるため、客観的に評価して、共通認識できる指標が必要となります。どの職種でも共通認識できるための指標として、数値評価尺度（numerical rating scale：NRS）や、人の痛みの表情で痛みを評価するFPS（faces pain scale）などがあります。

❷ ケアに必要な情報の整理とアセスメントがされていない

　Cさんは、歩行して生活できることを目標としていますが、現状では疼痛の影響で、基本動作にも介助が必要な状態でした。アセスメントに、主観的・客観的情報にない内容が記録されているため、目標に向けた具体的なかかわりが共有できない状態となっています。

　現状では、左下肢の痛みをコントロールし、生活の質を高めながら、ADL拡大を進めていくことが目標となります。したがって疼痛の程度を把握し、コントロールするためのケアを行い、その反応を観察し、ケアが有効であるのかどうかを評価していく必要があります。

　Cさんの場合、起居動作で疼痛が増強しないように、膝を曲げすぎないような介助と、疼痛や不安により左下肢に荷重がかけられないため、バランスを崩して転倒しないように介助を行っていました。

　このような具体的な介助方法を記録することで、直接援助を行うスタッフへの情報提供となり、統一したかかわりにつなげることができます。また、左足に荷重をかけたり、動かすことで疼痛が増強する不安が強いため、不安に対してどのように対応したか、見通しの説明を行ったかを記録することも、情報共有に重要です。

❸ 現状のケアに必要のない情報が記載されている

　自分が得た情報を、他者と共有しようとするあまり、ケアに必要のない情報が記録されることがあります。成果目標に焦点を当てた記録のみを行うことと、今後必要になることが予測される情報については、別に記録するなどして分けなければなりません。限られた時間のなかで目標を絞り、効率的に記録することが、記録への負担感の軽減にもつながります。

良い例 ③

日時	#	記録
●月●日 ●●:●●	3	**S**「転んだときは、痛くて自分では起き上がれなかったです。そのときより今は良いけど、体重をかけると痛みが強くなるんじゃないかって。早く歩けるようになるといいですけど。」
		O 左大腿部の痛みは安静時 NRS2 点だが、起居動作時は 5 点に増強。創部周囲の熱感・腫脹があり、臥床時はアイスノン®で冷やすと、痛みは軽減している。左膝を曲げると痛みが増強するため、膝を伸ばしたまま起き上がれるよう介助する。手すりを把持して立ち上がれるが、方向転換の際には、左下肢に体重をかけられず、左側にふらつくため支える。左下肢の疼痛が強いため、痛みをコントロールし、できる動作を少しずつ増やしていくことを説明すると、うなずく。
		A 動作時に術創部の痛みがあり、左下肢への荷重にも不安が強いことから、成果目標に達していない。
		P TP に追加。術後の炎症症状もあり、疼痛が増強しない動作介助を行うとともに、活動の多い日中の疼痛コントロールが図れるよう、主治医に相談する。 ・起居動作時に、左膝を伸ばして起き上がれるよう介助する。 ・移乗動作時に、左側を支えられる位置で介助する。 ・鎮痛薬の内服方法を主治医に相談する。

記録のポイント

▶ 痛みなどの主観的な情報は、できる限り多職種で共通認識できる客観的な指標を用いる。
▶ 行ったケアと反応を具体的に記録することで、ケアの方法を統一できるようにする。
▶ 目標や計画に必要な情報だけを記録する。

まとめ

　直接ケアを行う看護師・ケアワーカーは、毎日昼夜を問わず患者にかかわっています。このため、患者がどのような状態で、どのような介助を必要としているのかという情報を、すぐさまケアに反映させることが求められます。

　また、実際の生活場面での様子を訓練で反映させるためにも、患者の現在の状態がイメージできる、わかりやすい記録が求められます。わかりやすさのなかにも、患者の思いや生活の視点、疾患による障害を踏まえたアセスメントを含む看護師としての専門的な視点を、記録として表現していくことが大切になります。

引用・参考文献

1) 奥宮暁子ほか. リハビリテーション看護. 第2版. 大阪, メディカ出版. 2013, 62-4. (ナーシング・グラフィカ, 成人看護学⑤).
2) 石鍋圭子編. 55事例に困ったときのヒントがいっぱい！脳卒中リハビリテーション看護. リハビリナース秋季増刊. 大阪, メディカ出版, 2011, 185.
3) 渡辺純一. わかる・見える・伝わる看護記録のコツ. 精神科看護. 37 (4), 2010, 27-9
4) 小池妙子. 介護記録の理解と記述力向上のポイント. 介護福祉秋冬号. 83, 2011, 13-31.
5) 日本看護協会. 看護記録および診療情報の取り扱いに関する指針. 東京, 日本看護協会出版会, 2005.

第2章 目的別の看護記録

2 患者のADLを支援する直接ケアスタッフ（看護師・ケアワーカー）が共有できる看護記録

3 リハビリテーション看護における フィジカルアセスメントの看護記録

千葉県千葉リハビリテーションセンター老人看護専門看護師　江尻友理子
同 慢性疾患看護専門看護師　高木真希

はじめに

　フィジカルアセスメントとは、「問診」によって得られる主観的データと、「視診・聴診・打診・触診」から成るフィジカルイグザミネーション（身体診察）によって得られる客観的データに基づく医療面接場面での基本的な臨床判断を指します[1]。

　看護領域の情報収集とは事実を集めることですが、事実とは、患者から発せられた主観的事実（subjective data）や、看護者が得た客観的事実（objective data）で[2]、主観的・客観的事実をもとに、論理的に記述していくことが必要となります。その際、患者の状態について、状況に応じた情報収集が広く深くなされているか、収集した患者の情報やケアの内容を、正確なことばで具体的に書けているか、という点もポイントになります。

　病気や外傷などで障害を抱えながら、リハビリテーション（以下、リハ）を行う対象者の生活の再構築や、その人らしいQOLを支援することが、リハの領域での看護師の大きな役割の1つです。例えば脳卒中の場合、主疾患だけではなく、糖尿病などの基礎疾患をもっている患者さんも多いため、そのような背景を含めて、フィジカルアセスメントの経過がわかるような記録を書く必要があります。

　高齢者は成人と違い、「罹患している」「症状が悪化している」というサインが見えにくいという特徴があるため[3]、適切なフィジカルアセスメントを行い、「なんとなくいつもと違う」などの、小さな変化を記録していくことがポイントです。

　さらに、急変場面の記録の場合には、その経過を記録で追うことで、状態の変化やアセスメントが読み手に伝わるように記載していく必要があります。

　また、多職種がかかわるリハ領域では、登場人物とその人が行ったことについても、正確に記録していくことが重要なポイントです。

Case 1

入院時（初期）のフィジカルアセスメント

- 患者：Ａさん、50歳代、男性。
- 現病歴：脳内出血により、失語症が残存している。運動麻痺はみられず、歩行は自立している。日常の会話はスムーズに行えるが、長い文章や数字は理解がむずかしい様子。入院時のミニメンタルステート検査（mini-mental state examination：MMSE）は23/30点。Ａさんは会社の健康診断で、高血圧や糖尿病を指摘されていたが、受診には至らず、降圧薬は今回の発症を機に内服開始となった。これまで仕事一筋の生活で、自分の健康のことを顧みる機会はなかったとのこと。復職を目的に、本日、回復期リハビリテーション病棟（以下、回リハ病棟）へ転棟してきた。

目標

健康管理のセルフマネジメント能力を獲得することができる

O-P
- バイタルサイン（自己測定状況）
- 検査値
- 自覚症状の有無
- 血圧測定時の環境や本人の様子（測定値に対する評価）
- 降圧薬の内服時間
- 高次脳機能障害や失語症の有無と程度
- 健康管理方法に対する考え

T-P
- 内服薬の確実な与薬
- 健康管理や復職について本人の考えを聞く
- 障害の内容に合わせたかかわり方をする

E-P
- バイタルサインの自己測定と記録方法
- バイタルサインの基準値
- 高血圧に対する知識
- 服薬指導（自己管理方法の検討）
- 栄養指導

成果目標

- ✓ バイタルサインの自己測定が習慣化し、測定値の評価ができる
- ✓ 退院後の生活に即した健康管理方法を、Ａさんが自己決定することができる

看護記録 #1 脳内出血、糖尿病、高血圧について、健康管理のセルフマネジメント能力が修得できていない

✗ 悪い例 ①

日時	#		記録
●/● ●:●	1	S	「まぁ、そうですね。」
		O	血圧160mmHg台であるが、看護師の質問に対して、上記の反応をする。
		A	血圧の基準値ついて、理解できていないと考えられる。
		P	継続

▼ どこが悪かった？ ▼

全体的に詳細な情報が欠けている

　血圧測定値が大まかにしか記載されていない。また、Aさんの返答が、看護師のどのような質問に対するものであったか不明確である。アセスメントの記載内容も限定的である。

○ 良い例 ①

日時	#		記録
●/● ●:●	1	S	「まぁ、そうですね。」
●/● 10:00		O	血圧164/98mmHg。頭痛や悪心の訴えなし。入院直後はやや緊張している様子がみられるが、血圧測定時は穏やかな表情である。前医より、朝食後に降圧薬を内服したと情報あり。看護師の「いつも血圧はこのくらいの値ですか？」との問いに、上記の返答がある。
		A	失語の影響により、血圧測定値や看護師の質問について、十分に理解できていない可能性があり、成果目標に達していない。また仕事一筋で、朝から夜中まで働いていたとの情報から、高血圧に対する知識がないと考えられる。
		P	継続

記録のポイント

- 患者の発言は、その前後も含めて場面を正確に記録する。
- 多角的な視点でアセスメントを記録する必要がある。身体的な側面だけではなく、家族背景や仕事内容、本人の性格などを記載することで、ホリスティック（全体論的・包括的）なアセスメントが可能となる。
- 入院時は、脳神経系、呼吸器系、循環器系、消化器系などの全身状況の情報をアセスメントし、記録する必要がある。当センターでは、入院時に必ず全患者に対して看護師が脳神経系、呼吸器系、循環器系、消化器系、皮膚などの全身状況をチェックし、「看護基礎情報シート」（図 1）に記録している。

  脳神経の項目では、ジャパン・コーマ・スケール（Japan coma scale：JCS）、または、グラスゴー・コーマ・スケール（Glasgow coma scale：GCS）、徒手筋力テスト（manual muscle test：MMT）、瞳孔所見などを一目でわかるように記録してあるため、急変や本人が体調不良を訴えたときに、状態がどのように変化しているのか（悪化しているのか、変わらないのか）を評価することができる。

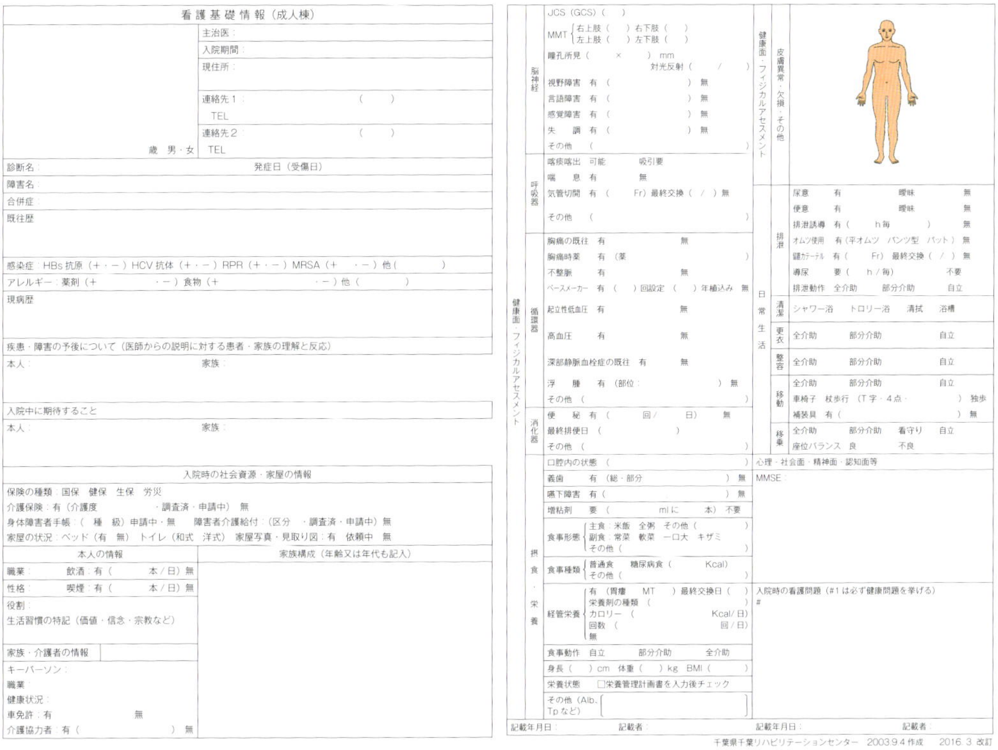

看護基礎情報（成人棟）

主治医：
入院期間：
現住所：
連絡先１：（　）
TEL
連絡先２：（　）
歳　男・女　TEL
診断名：　発症日（受傷日）
障害名：
合併症：
既往歴
感染症：HBs 抗原（＋・－）HCV 抗体（＋・－）RPR（＋・－）MRSA（＋　・－）他（　）
アレルギー：薬剤（＋　・－）食物（＋　・－）他（　）
現病歴
疾患・障害の予後について（医師からの説明に対する患者・家族の理解と反応）
本人：　家族：
入院中に期待すること
本人：　家族：

入院時の社会資源・家屋の情報
保険の種類：国保　健保　生保　労災
介護保険：有（介護度　・調査済・申請中）無
身体障害者手帳：（　種　級）申請中・無　障害者介護給付：（区分　・調査済・申請中）無
家屋の状況：ベッド（有　無）トイレ（和式　洋式）家屋写真・見取り図：有　依頼中　無

本人の情報
職業：　飲酒：有（　本／日）無
性格：　喫煙：有（　本／日）無
役割：
生活習慣の特記（価値・信念・宗教など）
家族構成（年齢又は年代も記入）

家族・介護者の情報
キーパーソン：
職業：
健康状況：
車免許：有　無
介護協力者：有（　）無

健康面・フィジカルアセスメント
脳神経
JCS（GCS）（　）
MMT｛右上肢（　）右下肢（　）／左上肢（　）左下肢（　）
瞳孔所見（　×　）mm　対光反射（　/　）
視野障害　有（　）無
言語障害　有（　）無
感覚障害　有（　）無
失　調　有（　）無
その他（　）
呼吸器
喀痰喀出　可能　吸引要
喘　息　有　無
気管切開　有（　Fr）最終交換（　/　）無
その他（　）
循環器
胸痛の既往　有　無
胸痛時薬　有（薬　）
不整脈　有　無
ペースメーカー　有（　）回設定（　）年植込み　無
起立性低血圧　有　無
高血圧　有　無
深部静脈血栓症の既往　有　無
浮　腫　有（部位：　）無
その他（　）
消化器
便　秘　有（　回／　日）無
最終排便日（　）
その他（　）
摂食・栄養
口腔内の状態（　）
義歯　有（総・部分　）無
嚥下障害　有（　）無
増粘剤　要（　ml に　本）不要
食事形態｛主食：米飯　全粥　その他（　）／副食：常菜　軟菜　一口大　キザミ／その他（　）
食事種類｛普通食　糖尿病食（　Kcal）／その他（　）
経管栄養｛有（胃瘻　MT　）最終交換日（　）／栄養剤の種類（　）／カロリー（　Kcal/日）／回数（　回／日）／無
食事動作　自立　部分介助　全介助
身長（　）cm　体重（　）kg　BMI（　）
栄養状態　□栄養管理計画書を入力後チェック
その他（Alb、Tp など）

健康面・フィジカルアセスメント
皮膚異常・欠損・その他

日常生活
排泄
尿意　有　曖昧　無
便意　有　曖昧　無
排泄誘導　有（　h 毎　）無
オムツ使用　有（平オムツ　パンツ型　パット）無
膀胱カテーテル　有（　Fr）最終交換（　/　）無
導尿　要（　h／毎）不要
排泄動作　全介助　部分介助　自立
清潔　シャワー浴　トロリー浴　清拭　浴槽
更衣　全介助　部分介助　自立
整容　全介助　部分介助　自立
移動　全介助　部分介助　自立／車椅子　杖歩行（T 字・4 点・　）独歩／補装具　有（　）無
移乗　全介助　部分介助　看守り　自立／座位バランス　良　不良
心理・社会面・精神面・認知面等
MMSE：
入院時の看護問題（#1 は必ず健康問題を挙げる）
#

記載年月日：　記載者：　記載年月日：　記載者：
千葉県千葉リハビリテーションセンター　2003.9.4 作成　2016.3 改訂

図 1　看護基礎情報シート

Case2

いつもよりなんだかだるそうにしている

- 患者：Bさん、90歳、女性。
- 現病歴：もともと認知症を患っていたが、ADLは自立していた。今回は近所の病院に通院した際、病院で転倒し左大腿骨頚部骨折、人工骨頭置換術後である。前医では、誤嚥性肺炎の既往もある。2週間前から回リハ病棟に入院していたが、家族より、「前の病院では刺激がなかったし、手術した影響なのか、一気に認知症が進んだ気がする」と訴えがあった。MMSE12点、健忘、見当識障害など認知症の中核症状がある。ときどき食事中むせることがあり、食事に集中できず、嚥下食に形態を変えると、「こんなにドロドロしたものは食べられない」と話し、食事が進まないため、ゆっくり食べてもらうことを約束して、米飯、常食とした。
  ある日なかなか自分でご飯が食べられず、介助しようとすると、首を振って「食べたくない」と言う。リハにも首を横に振って行こうとせず、ベッドで寝ている。看護師が「どうしましたか？」と問うと、「なんだかだるい」と話している。

目標 ◀ 誤嚥性肺炎を繰り返さない

O - P

- バイタルサイン（血圧、脈拍、体温、SpO₂）
- 呼吸状態（肺雑音、喘鳴、呼吸数、痰の量や性状）
- 意識レベル、食事摂取時の意識の状態
- 食事摂取時の環境
- 食事・水分摂取量、咀嚼の状態
- 嚥下障害の症状（むせ、咳込み、嗄声など）の有無
- 口腔内貯留物の有無
- 食事に対する不安や意欲、食欲の有無
- 臨床検査（低栄養状態や感染の有無）
- 胸部X線（肺炎像）

T - P

- 食事摂取時は正しい姿勢をとる
- 意識がしっかりしているか、覚醒しているかを確認してから食事をする
- 適切な食事の種類を選択する（トロミをつけるなど）
- 食事に集中できるよう環境を整える
- 吸引器を準備しておく
- 食事介助の際は、食べる量や早さに注意し、ゆっくり介助する
- 口腔内を清潔にする
- 必要時、STや摂食・嚥下障害看護認定看護師とともに嚥下訓練を実施する

E - P

- 水分にトロミをつけたり、嚥下機能に合った形態の食事を選択するなど、食事の内容を工夫するよう、患者本人と家族に指導する
- 一口ずつゆっくりと摂取するよう指導する
- 口腔内を清潔に保つよう指導する（口腔ケアの方法の指導）

成果目標

✓ 安全で楽しく食事ができ、栄養状態が改善する
✓ 肺炎の徴候がみられない

看護記録 ＃2 誤嚥性肺炎を再発するリスクがある

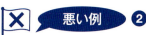

日時	#		記録
5/12 10：00	2	S	「食べたくない。」
		O	なかなか起きず、離床を図るが、拒否する。
		A	だるそうな様子あり
		P	継続

▼どこが悪かった？▼

❶ 経過が書かれておらず、前後関係がわからない
❷ アセスメントの内容が足りない

「だるそうな様子」とあるが、様子ではアセスメントになっていない。バイタルサインなどフィジカルイグザミネーション、アセスメントの内容が不足している。さらに、情報が限局的で、必要なアセスメントをしているとは言いがたい。

良い例 ②

日時	#			記録
5/12 10：00	2	S		「なんだかだるい。」
		O		朝食は主食3分の1、副食数口ほどしか食べられず、水分摂取も進まない。リハの時間になるが起きられず。体温38.0℃、心拍90回/分、SpO₂ 92%、呼吸回数20回/分、血圧132/78mmHg。痰がらみがあり、咳嗽あり、自己喀痰を促すが、指示が入らずむずかしい。左上下葉に肺雑音が聴取される。呼吸苦の有無を聞くと、「うーん」とうなる。鼻汁なし。口腔内と鼻腔吸引を実施し、粘稠性で淡黄色の痰が多量に吸引できる。
		A		フィジカルアセスメントから、誤嚥性肺炎と考えられる。
		P		リーダー●● Ns、担当△△医師へ報告する。医師の継続指示書に従って酸素投与の可能性あり、酸素投与の準備を行う。成果目標を変更し、「肺炎徴候がみられない」→「肺炎が改善する」。

記録のポイント

▶経過がわかるよう、発熱や身体状況の変化に関する情報を記録する。
▶主観的、客観的情報、バイタルサインなどのフィジカルイグザミネーション、アセスメントの内容を、日々の変化を意識して記載する必要がある。

Case3

「左足が痛い」と言っている

● 患者：Cさん、68歳、男性。
● 現病歴：C5〜6の脊髄損傷により、頸髄不全麻痺となっている。回リハ病棟への入院当初は起立性低血圧があり、痙性や痛みのコントロールがつかず、ほとんど寝たきりだった。入院して2週間ごろには、徐々に内服薬でコントロールができて、痛みを訴えることは少なくなり、車椅子の乗車時間が延びてきた。訓練場面では介助量は多いが、少しずつ歩く練習も始め、数mであれば歩行器を使って歩くこともできるようになってきた。
痛みの訴えや気になることなど、「看護師さんに悪いから」と、なかなか訴えてこないことがある。入院時のD-ダイマー*が9.6μg/dLと高く、弾性ストッキング装着の指示があったが、浮腫がひどく皮膚トラブルがあったため、弾性ストッキングは装着できていなかった。Cさんから、「何日か前から左足がむくんで、触られると痛いんだよね」と訴えがあった。
＊凝固亢進状態、線溶亢進状態の存在を疑うとき実施する検査。高値のときは血栓症などの可能性が疑われる。

目標

深部静脈血栓症（deep vein thrombosis：DVT）が生じない

O-P
- バイタルサイン
- 下肢の可動性や活動の状況（どのくらい足を動かせているか）
- 下腿の腫脹、疼痛、色調変化の有無
- 浮腫の状況
- 呼吸困難や胸痛の有無
- 表在静脈の怒張の有無
- 足背動脈・後脛骨動脈の触知困難、左右差の有無

T-P
- 弾性ストッキングあるいは弾性包帯による圧迫を行う
- 他動運動（足底背屈運動、膝関節の屈曲伸展）の介助を行う
- 早期離床を図る

E-P
- 脱水予防として飲水の必要性を説明する
- 足底背屈運動を行うよう指導する
- 異常を感じたときには必ずナースに伝えるよう指導する

成果目標

- ✓ 深部静脈血栓症を予防することができる
- ✓ 深部静脈血栓症を発症した場合、症状の進行と再発を防ぐことができる

看護記録

＃3 深部静脈血栓症を生じる可能性がある

 悪い例

日時	＃		記録
5/12 14：00	3	S	「何日か前から左足がむくんで、触られると痛いんだよね。」
		O	左足が痛いとのこと。
		A	左足が腫れている様子。
		P	L 報告していく。プランを継続する。

▼ どこが悪かった？ ▼

❶ 様子が具体的ではない

「腫れている様子」とあるが、本人の訴えが書かれておらず、様子ではアセスメントになっていない。

❷ 経過がわかるように記載していない

誰が読んでも経過がわかるように書かれていない。また、略語（L）は使わず「リーダー〇〇 Ns」ときちんと記載する。

良い例 ❸

日時	#		記録
5/12 14：00	3	S	「何日か前から左足がむくんで、触られると痛いんだよね。」 （いつから足が腫れてきたのかの問いに）「何日か前から気になってはいたけど、今朝なんだか急に左足がむくんだなと思ってたんだ。昨日の歩行練習中ひねったりした覚えはないんだけど。捻挫かなと思って放っておいたんだ」「足以外に、不調を感じていることはない」。呼吸苦なし。
		O	右足に比べ、左下肢内踝、外踝を中心に腫脹あり、下腿全体が腫脹している。足を持ち上げるだけでも痛みを訴える。足背動脈触知はできるが、左右差あり、右に比べ左のほうが弱い。 血圧 122/70mmHg、心拍 77 回 / 分、$SpO_2$98%、体温 36.8℃。
		A	DVT の可能性があると考えられる。
		P	リーダー●● Ns 報告、△△医師に報告。採血、下肢エコー、造影 CT など予測できる検査の準備を行う。成果目標を変更し、プランを継続する。

記録のポイント

▶フィジカルアセスメントの進め方は、問診によって原因を推察し、緊急度を判断していくことが重要である[4]。問診を含めたフィジカルアセスメントから、これから起こりうる状況を予測し、緊急度を考えていく必要がある。C 氏はきちんと自分で訴えられる患者のため、問診から得られる情報も多い。客観的・主観的データを記録したうえで、アセスメントした内容を記載する必要がある。

▶日々のアセスメントでは、記録を誰が読んでも経過がわかるように、時系列を意識して記載することがポイント。

Case4

「いつもより足が動かしにくい」と言っている

- 患者：Dさん、78歳、女性。
- 現病歴：アテローム血栓性脳梗塞で入院。脳梗塞による左片麻痺（上下肢ともにMMT右5/左4）、注意障害、認知機能障害、左半側空間無視があり、訓練ではT字杖で歩行練習している。病棟でも歩行で生活してもらうことを検討していたが、歩行中に気がそれてしまい転倒の危険が高いため、病棟内では車椅子で生活している。

  外泊をした結果、自宅では問題なく歩けていたため、退院後は杖歩行で生活することになっている。2週間後に退院予定で、「家では歩いて生活するから、頑張って練習しなきゃ、1人で歩けるようにならなきゃ、夫に迷惑かけていられないよ」と、病棟内でも一生懸命歩行練習をしている。コミュニケーションは良好にとれるが、認知機能障害のため、自分が言ったことや看護師が伝えたことなどを忘れてしまうことがある。

  ある日、本人から「なんだかいつもより足が重くて動かしにくい」と、担当の理学療法士（以下、PT）へ訴えあり。訓練後、PTからも、いつもよりふらつくことが多いと報告があった。
- 既往歴：脂質異常症、高血圧。内服コントロールしている。

目標

脳梗塞再発を生じず、リハが円滑に進む

O-P

- バイタルサイン
- 意識レベル、対光反射の有無、瞳孔の大きさ
- 運動機能障害の有無（麻痺の進行の有無）
- 知覚障害の有無
- 嚥下障害の有無（むせ込みがないか）
- 頭蓋内圧亢進症状の有無（頭痛、悪心の有無）
- 高血圧、糖尿病や脂質異常症など基礎疾患のコントロール状況
- 睡眠・休息の状況、ストレスの有無
- 病前の生活習慣（喫煙の有無、飲酒歴、食事の内容、運動習慣など）
- 内服の状況（確実な服薬ができているか）
- 水分摂取の状況（IN-OUT）
- リハビリテーションの進行状況

T-P

- 確実な内服を行う
- 基礎疾患（脂質異常症、高血圧）のコントロールを行う

E-P

- 生活習慣の改善に向けた指導を行う
- 頭痛や麻痺の増強など、何か異常を感じた際には、必ず看護師に伝えるよう指導する

成果目標

✓ 脳梗塞再発の徴候がみられない

✓ リハが円滑に進む

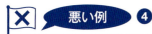 ＃4 脳卒中再発のリスクがあり、継続的な健康管理が必要である

悪い例 ❹

日時	＃		記録
4/18 14：00	4	S	「家では歩いて生活するから、頑張って練習しなきゃ。」
		O	本人より訴えがあったと報告あり、足が動きづらい様子。
		A	経過観察
		P	継続

▼ どこが悪かった？ ▼

❶ 問題に合った内容になっていない
S、Oには、問題に合った厳選した内容を記載する必要がある。

❷ 誰からの報告かわからない
PTの誰から、いつ報告があったのかがわからない。

❸ アセスメントをしていない
「足が動きづらい様子」とあるが、本人の訴えが書かれておらず、様子ではアセスメントになっていない。バイタルサイン、MMTなど、フィジカルイグザミネーション、アセスメントの内容を記載する。

❹ 経過がわからず、S、Oの情報も不足
Dさんの状況が、入院時や以前と比較してどのように変化したのか、経過がわかるように書かれていない。主観的、客観的情報が不足しており、論理的な記述がない。

良い例 ④

日時	#		記録
4/18 14：00	4	S	「なんだかいつもより足が重くて動かしにくい」。頭痛、気分不快、疼痛なし。
		O	担当××PTより報告を受け、D氏に問うと、上記訴えが変わらずあり。左足の発赤・腫脹なし。JCS-1、瞳孔3×3mm、対光反射＋/＋、MMT右上下肢5、左上肢3〜4、左下肢3、左下肢に力が入らず、トランスファー時左へ大きくふらつく。血圧146/80mmHg、心拍70回/分。
		A	入院時と比べ、左下肢MMT低下あり。脱力あり、ふらつきもあるため、脳血管障害の再発の可能性が考えられる。
		P	リーダー●●Ns報告、担当△△医師へ報告する。緊急CT、MRIなど検査の準備をする。脳梗塞再発の場合は計画中止し、問題変更する。

記録のポイント

▶他者からの報告で発見された場合、報告者の氏名と時間を記載する。

▶観察した内容を主観的、客観的に記載する。

▶看護師がどのように情報収集しアセスメントしたのか、事実に基づき記載する必要がある。

▶状態変化時の記録は、患者の変化や経過がわかるように記載する必要がある。

Case5

状態変化時（急変時）のフィジカルアセスメント

● 患者：Eさん、78歳、男性。

● 現病歴：アテローム血栓性脳梗塞、左片麻痺（MMT5/3〜4）があり、急性期病院での治療後、リハのため1週間前に転院してきた。入院時のHbA1cは9.6mg/dL。今回の脳梗塞発症後からインスリン注射を始めている。ふだんの病棟生活では車椅子で過ごしているが、リハでは歩行練習を開始している。入院当初は血圧が高く、収縮期血圧170〜180mmHg、拡張期血圧90〜100だったが、朝食後アムロジン®錠5mgの内服を始めてから血圧が安定、現在では収縮期血圧120〜130mmHg、拡張期血圧70〜80mHgにて経過している。
訓練室で歩行練習中、「急に意識消失し倒れた」と担当PTより電話連絡があり、訓練室に駆けつけるとEさんが床に横たわっており、ぐったりしている。Eさんの肩を叩いて「Eさん」と大きな声で呼びかけると、「はい……」と返事をするが、目は開かない状態。大きな声で「手を握ってください」と声をかけると、かろうじて少し右手で握り返してくれる。

● 既往歴：糖尿病、高血圧

目標

脳梗塞再発による生命の危機を脱することができる

O-P	T-P	E-P
●バイタルサイン（呼吸状態、血圧、脈拍、熱など） ●意識レベル（GCS/JCS） ●対光反射の有無、瞳孔の大きさ、共同偏視の有無や向き ●運動機能障害の有無（麻痺の進行の有無） ●けいれんの有無 ●感覚障害の有無 ●頭蓋内圧亢進症状の有無（頭痛、悪心の有無）	●すみやかに医師を呼び、急変対応を行う ●心電図モニターを装着する ●緊急CTなどの検査の準備を行う	●頭痛や麻痺の増強など、何か異常を感じた際には必ず看護師に伝えるよう指導する ●本人、家族へ状況の説明をする（急性期病院への転院や状況の説明など）

成果目標

✓ 生命の危機を脱し、適切な治療をすみやかに受け、意識・神経症状など回復徴候がみられる

看護記録

＃5 脳卒中再発のリスクがあり、継続的な健康管理が必要である

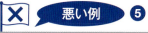

日時	＃		記録
5/20 15：30	5	S	PTより電話連絡あり、行くと倒れており、麻痺の増悪あり「脳血管疾患再発が疑われたため」、リーダーと医師に報告した。

▼ どこが悪かった？ ▼

SOAPに沿って記載する必要がある

　Case④と同様、PTの誰から報告があったのかがわからないため、「PT○○より」などと記載する必要がある。また、リーダー、医師の名前の記載がわからず、どの医師やリーダーに報告したのかわからない。

　主観的データ、客観的データが記載されておらず、麻痺が増悪している可能性のみをとらえて推測を記載している。さらに、バイタルサイン、MMTなどフィジカルイグザミネーション、アセスメントの情報が不足している。

良い例 ❺

日時	#		記録
5/20 15:30	5	S	「はい……。」
		O	訓練室での PT で歩行練習中、「急に意識消失し倒れた」と、担当の×× PT より電話連絡があり。急変が考えられたため、救急カートを持参し訓練室に行く。床に横たわっている E 氏の肩を叩いて「E さん」と大きな声で呼びかけると、「はい……」と返事をするが、目は開かず、JCS-100。大きな声で「手を握ってください」と声を掛けると、かろうじて少し右手で握り返すことはできる。 けいれんしている部位なし、姿勢異常なし、悪心・嘔吐なし。瞳孔は右 3× 左 3mm、対光反射は +/+、右に共同偏視あり。血圧 198/99mmHg、心拍 88 回 / 分（リズム整）、発熱なし。呼吸数 20 回 / 分、$SpO_2$98%、呼吸は規則的で異常呼吸なし。痛み刺激を加えると右手は胸元以上まで上がるが、左手は少し親指がピクつくのみ。MMT 上肢右 3/ 左 1、下肢右 2 / 左 1。 ×× PT より状況を聴取、倒れる前にけいれんや転倒はなかったとのこと。
		A	脳血管障害の再発が考えられる。頭部 CT や急性期病院への救急搬送などの準備が必要であると考えられる。
		P	リーダー●● Ns、△△医師へ報告し、引き続き急変対応を行う。プラン継続する。

記録の ポイント

▶急変事例の場合、誰が記録を読んでもわかるように、起こっている事実を的確に、客観的に記録すること、収集した情報から迅速にアセスメントを行い、そのうえで、実施した内容が記録されていることが重要。

▶経過を記録で追うことで、状態の変化やアセスメントが読み手に伝わるように記載していくこともポイント。

▶その後の経過に影響が生じる可能性があるため、急変発生時の状況について、訓練を行っていた PT や、目撃していた人から情報収集し、記録する。

▶急変時は、同時に多数の人がかかわることが多い状況といえる。そのため、誰が何をしたのか、誰が誰に依頼したのか、などを具体的に記載する。

急変事例において、上記の記録のポイントを考慮し、記載していく過程を示します。

Case ⑤では、急な意識障害の出現、共同偏視、麻痺の増悪、血圧の上昇などがあるため、なんらかの脳血管イベントを発症している可能性があります。意識レベルの評価は、呼びかけに対する反応の確認、指示動作に従えるのか、氏名・年齢・生年月日が言えるか、などを確認し、GCS や JCS などを用いて具体的に表記することが望ましいでしょう。

意識障害を呈している場合、除皮質硬直や除脳硬直などの姿勢異常（筋トーヌス亢進肢位）がみられていないかについても、瞬時に観察する必要があります。除脳硬直の場合、脳ヘルニアに陥ることが予測され、緊急性が高い意識障害であるため、早急な救命処置が求められます。また頭蓋内圧亢進が生じていれば、嘔吐をともなうことがあるため、悪心・嘔吐がないか確認し、記載します。

瞳孔所見の観察は、対光反射があるかどうか、瞳孔散大または縮瞳していないか、瞳孔不同がないかどうかを観察します。瞳孔散大とは、瞳孔6mm 以上を指します。瞳孔が散大していれば、脳幹機能が失われていることを指し、また両側ともに針先大（ピンホール大、直径2mm 以下）に縮瞳している場合は、橋まで障害が及んでいる可能性があるため、どちらとも重篤な状態になっており、記載していくことが必要です。

今回 E さんの場合、右側への共同偏視がみられています。一般的には脳出血、脳梗塞の場合、病巣側に偏視がみられるため、右脳になんらかの病変があることが予測されます。的確な医療処置が行われるよう、きちんと記載していく必要があります。

呼吸は、チェーン・ストークス様呼吸や失調性の呼吸をしていないかなど、異常呼吸を観察します。それによって、脳梗塞や脳出血を疑った場合に、脳のどの部位まで障害されているのか、重篤さの度合いをアセスメントすることができます。観察内容を記載していくことで、読み手にも判断が伝わります。

麻痺の測定は、MMT、ブルンストローム・ステージを用いている施設が多いと思いますが、意識障害の測定と同様、発作時はほかのスケールを含め、具体的に記載する必要があります。

また、E さんの場合にはけいれんはありませんでしたが、けいれんの有無や頭痛、嘔吐、めまいの有無、倒れたときに身体をぶつけていないかなど、発症前や発症時の状況について、訓練を行っていた PT など、いきさつを知る人から聴取する必要があります。

おわりに

　リハ看護の領域では、高齢、基礎疾患、障害などにより、自分の状況を他者へ訴えることが困難な患者さんがいます。フィジカルアセスメントの経過がわかるように、主観的、客観的事実をもとに、論理的に看護記録を記述していくことは、病気や外傷などで障害を抱えながらリハを行う患者さんの身体的な異常にいち早く対応し、生活の再構築を支援することにつながります。

　また急変対応の記録は、場合によっては医療訴訟の証拠や裁判資料にもなります。そのため、専門職として、日々の看護でフィジカルアセスメントをしっかりと行いつつ、判断したことや実施したことを、正確に看護記録に残していく必要があります。

引用・参考文献

1) 藤崎郁. "Part1 序説". フィジカルアセスメント完全ガイド. 第3版. 東京, 学研メディカル秀潤社, 2017, 10.
2) 西山みどり. "高齢者の特徴". 高齢者看護すぐに実践トータルナビ：成人看護とはここがちがう！ おさえておきたい身体機能の変化と慢性疾患. 岡本充子ほか編著. 大阪, メディカ出版, 2013, 15-9.
3) 井下千似子ほか. 思考を育てる看護記録教育：グループ・インタビューの分析をもとに. 東京, 日本看護協会出版会, 2004, 208.
4) 山内豊明. "症状・徴候からのアセスメント". フィジカルアセスメントガイドブック：目と手と耳でここまでわかる. 第2版. 東京, 医学書院, 2011, 2-41.

4 看護とセラピストが共有できる（ADLについての）看護記録

東京湾岸リハビリテーション病院2階病棟看護師長
脳卒中リハビリテーション看護認定看護師　**中西まゆみ**

はじめに

　看護師とセラピストのカンファレンスで、同じADL場面について話しているのに、対象の理解に相違があると感じることはないでしょうか？

　看護師は看護師の、セラピストはセラピストの用語で話しているため、理解が得にくい状況があることが原因の1つです。また、セラピストがかかわる訓練場面は、患者のそのときの最大能力を引き出し、できることを増やす、すなわち「できるADL」を探ります。一方、看護は、訓練でできていることが生活に活かされ、なじむこと、すなわち「しているADL」を目指しているといえます。

　カンファレンスの目的の1つに、「できるADL」と「しているADL」の差をなくすことがあるでしょう。互いの職種の用語の理解や共有はもちろん、セラピストの視点やアプローチを知ることで、どのような情報を提供すべきか、どのような情報が提供できるのか、そのポイントについて事例をとおして説明します。

Case 1

右片麻痺、失語症のある患者が左手でスプーンを持ち、自己にて食事摂取をしている場面

- 患者：Aさん、70歳代後半、男性。妻と2人暮らし。長女家族が同県に在住。
- 現病歴：
左中大脳動脈領域の脳梗塞。急性期で保存的治療を実施し、状態が安定した。発症2週目で自宅退院を目標に、回復期リハビリテーション病棟（以下、回リハ病棟）に転棟。ADLは車椅子レベル。簡単な指示の理解はでき、単語レベルでの発語がある。急性期病院に入院中に心房細動の指摘を受け、内服をしている。
夕食時、車椅子座位で食事を摂取している場面での観察を行った。

目標
自己にて安全に経口摂取ができ食思が増大する

O-P
- 食事摂取時のむせや呼吸変化の有無
- 摂取量および食事時間
- 口腔内の状態や食後の残渣の有無
- 食欲の有無
- 嗜好の有無
- 食事に対する訴え

T-P
- 食事前の口腔周囲マッサージ、開閉口運動
- 摂取ペースや一口量の調整、小スプーンの使用
- 交互嚥下
- 歯ブラシ・スポンジブラシでの口腔ケア

E-P
- 嚥下時の閉口を意識するよう指導する
- 一口ごとに嚥下を行うよう指導する
- 口腔ケア方法を指導する

成果目標
- ✓ 誤嚥性肺炎を起こさず経口摂取が継続できる
- ✓ 30分で8割～全量の食事摂取ができる

看護記録
 #1 食事動作に困難があり食事摂取量の減少がある

 悪い例

日時	#		記録
1/25 18:40	1	S	「いい。いらない。」
		O	車椅子座位で食事摂取。スプーンを使用して自己摂取するが1/2摂取したところで中断する。摂取時こぼすこともあるが、むせなく摂取できている。食事の中断があったため介助をしようと声を掛けるが、上記Sあり食事を終了する。
		A	嚥下状態は良好であるが、非利き手での自己摂取のため食べにくさがあり、疲労により摂取の中断がある。
		P	介助のタイミングを早めに行い、食事時間は30分を目安とする。

▼どこが悪かった？▼

看護師は、うまく嚥下ができているか、自己摂取ができているか、食べこぼしはないか、必要栄養量は摂れているか、などの情報をとらえることはできています。ここでは、むせが

ないことで、嚥下には問題はないと判断していることがうかがえます。そして、自己摂取を中断した要因として、疲労に着目しています。

しかし、疲労に関するアセスメントが明らかではありません。また、疲労と判断した患者の訴えや、食事摂取の経過にともなう動作の変化が記録に残されていません。つまり、食事動作に関連した記録が少ないといえます。

この事例では、「食事をするだけで疲れる」という患者の状況とはどういうことなのか、をアセスメントの視点にしてみます。食事動作は実は手指や上肢だけの動きだけでは困難です。安定した座位姿勢、固定性のある肩や上腕、なめらかに動く前腕や手首、細やかな動きの手指など、多様な筋や関節の動き（コントロール）が必要です。

片麻痺であることは、座位や肩・上肢の動作に不安定さを引き起こします。非利き手では、なめらかな前腕や手首の動き、手指の細やかな動きは至難のわざです。疲労の影響は、時間の経過によりわかりやすくなるといえます。

夕食であることや、時間の経過で患者の食事動作がどのように変化しているかを記録するとよいです。嚥下状態はもちろんですが、道具（ここではスプーン）の操作はうまくできているが、姿勢はどうかなど、動きを記録するとセラピストが介入の糸口を探しやすくなります。

ADLは毎日行う動作のため、「楽」にできることは重要です。なにを整えたら患者が楽になるかを考えましょう。

良い例 ①

日時	＃		記録
1／25 18：30	1	S	「いい。いらない。疲れました、戻ります。」
		O	グリップ付きスプーンを左手で把持し自己摂取する。食事の後半からペースが遅くなる。肩関節の外転が顕著になり、口まで運ぶ間にこぼすことが多くなる。20分で1/2摂取する。座位姿勢の保持は可能だが、徐々に右に傾いている。姿勢を修正し自己摂取を促すが摂取せず、介助に対して上記Sあり、帰室を希望する。
		A	左手でグリップ付きスプーンの操作は可能だが、肩関節の外転が顕著なことから、ひじや手関節の動きがなく、食物のすくいや運びが困難になっている。座位姿勢の右側への傾きは、左手を口元へアプローチするために体幹が傾き、姿勢が崩れやすくなっていると考える。このため、30分で8割摂取という成果目標に達していない。
		P	継続。食事による疲労が軽減できるよう、食堂への誘導時間や、スプーンの使用方法の評価、テーブルの高さ調整や車椅子のシーティングをセラピストへ依頼する。

記録の ポイント

▶食事場面での環境や使用道具と操作の状況を記録する。

▶時間の経過に伴う動作の変化を記録する。

▶口や上肢の動きだけでなく、姿勢について観察したことを記録する。

Case2

左片麻痺の患者が端座位になり、前開きの上衣を着ている場面

- 患者：Bさん、60歳代、女性。夫と長男家族（3人）の5人暮らし、夫は70歳代で定年退職し、その後無職。長男夫婦は共働きであり、孫の面倒や家事を行っていた。

- 現病歴：

  右被殻出血を発症し、保存的治療にて状態が安定する。左片麻痺は、ブルンストローム・ステージ（表1）上肢Ⅱ、手指Ⅱ、下肢Ⅲ。高血圧の既往があり、50歳代から降圧薬を内服している。入院中の血圧は収縮期圧130mmHg台で安定している。自宅退院を目指して3週目に回リハ病棟に転棟となる。

  リハビリテーション（以下、リハ）の準備のため、看護師の見守りのもと更衣を行ってもらった。

目標

自身で更衣ができ、活動への意欲が湧き行動範囲の拡大ができる

O・P
- 更衣の手順や衣類の操作状況、所要時間
- 終了時の着衣の乱れの確認
- 衣類の選択状況

T・P
- 上衣は座位で実施
- 衣類の選択を促す
- 上衣の準備を介助したうえで開始
- 手順を声に出し、確認しながら実施

E・P
- 衣服の準備時の確認事項について指導する

成果目標

☑ 運動着への着替えが自分でできる

☑ 適切な衣類の選択ができる

表 1 ■ ブルンストローム・ステージ（文献 1、2 を参考に作成）

	上肢のステージ
Stage Ⅰ	・随意運動は認めず弛緩性麻痺の状態
Stage Ⅱ	・共同運動（反射や目的の動作をすることをきっかけに、特定の肢位の運動が生じる）またはその要素が出現し、屈筋の共同運動が先行する ・連合反応（身体の一部に力を入れると、ほかの部位にも力が入る）や痙性が発現
Stage Ⅲ	・共同運動、またはその要素を随意的に起こすことができ始める ・痙性は著明となる
Stage Ⅳ	・痙性は減少し始める ・共同運動から逸脱した運動が随意的に可能となってくる ・腰の後ろに手をもっていくことや、腕を前に伸ばし保持することが可能
Stage Ⅴ	・痙性はさらに減少し、随意的な動きが可能になる
Stage Ⅵ	・ほぼ正常に近い運動が可能となる ・コントロールやスピードは健側に劣る

	手指のステージ
Stage Ⅰ	・随意運動は認めず弛緩性麻痺の状態
Stage Ⅱ	・指の屈曲がわずかに可能、またはほとんど不可
Stage Ⅲ	・全指の集団屈曲（グーの形）が可能 ・握りは可能だが離す（手指を伸ばす）ことができない
Stage Ⅳ	・母指の動きにより横つまみが可能となる ・手指の伸展が随意的に可能になってくる
Stage Ⅴ	・対向つまみ、円筒握り、球握りが可能になる（対象物に合った手の形ができるようになる） ・手掌側への母指の動きが可能になる
Stage Ⅵ	・すべての握りが可能になる ・手指の細かな動き（巧緻性）は改善し、それぞれの手指の動きが単独で可能になる（分離運動） ・協調性やスピードは健側に劣る

	下肢のステージ
Stage Ⅰ	・随意運動は認めず弛緩性麻痺の状態
Stage Ⅱ	・下肢の随意的な動きが可能となる
Stage Ⅲ	・座位、立位での股・膝・足関節の屈曲が可能になる
Stage Ⅳ	・座位で足底を床にすべらせながら膝の屈曲ができる ・座位でかかとを付けたままつま先を上げることができる
Stage Ⅴ	・立位で股関節の伸展を保ち、膝を曲げることができる
Stage Ⅵ	・立位で股関節の外転（外側に大きく足を開く）が骨盤の挙上の範囲を超えて可能 ・座位で内側と外側ハムストリングスの交互運動による下腿の内外旋が可能（つま先を左右に振ることができる）

看護記録

#2 両手動作が困難で自力での着替えができない

悪い例 ❷

日時	#		記録
6/14 9:00	2	S	「左の袖をとおそうとすると、腕が伸びなくて逃げちゃう感じです。」
		O	端座位を保持し、自己で上着の着用を実施。服の構造は理解しているが、患側上肢の袖がなかなかとおせず介助する。健側は自己で袖をとおすことはでき、軽介助で更衣可能である。
		A	更衣の手順は理解しているが、患側の袖とおしは上肢のコントロールができず、介助が必要な状態といえる。健側の動きは良好だが、更衣終了時に修正は必要といえる。
		P	介助と見守りの継続

▼ どこが悪かった？ ▼

患者自身が更衣について、むずかしいと感じている点はなんなのかを明確にしましょう。練習中であることを踏まえ、できていること・できていないことを患者にも伝え、介助することが大切です。

患側の袖がとおしにくい現状について、「上肢のコントロールができず」とありますが、患側なのか健側なのかが明らかになっていません。どうコントロールができていないのかという、動きに関する記録がない点が是正ポイントといえます。Case1と同様に、動作の変化を記録することがポイントの1つです。

また、更衣の練習中ということを踏まえて、どのような条件で行ったかの記録が必要です。「更衣」では、着衣か脱衣かの記録は必須です。上着かズボンか、上着ならかぶるデザインか前開きのデザインか、前開きならボタンかファスナーかなど、衣類の形状や素材などの記録があると、なお良いです。

さらに、実施時の姿勢は端座位なのか、ベッド上での長座位（足を伸ばした状態での座位）、または臥床か、もしくは車椅子座位かなど、動作実施の良し悪しは本人の能力だけではなく、道具（ここでは衣服）や環境（ベッドサイド）も影響します。その点を踏まえて記録ができると良いです。

セラピストが動作で着目するのが、ブルンストローム・ステージです。脳卒中にともなう片麻痺の評価法の1つであり、この事例のステージⅡとは痙性が発現し、共同運動が認められる時期です。各ステージの特徴を知っておくと、患者の動きの原因が理解できます。

Case2の患者は、まさに上肢のステージⅡ、共同運動の屈曲パターンが出現している動き

といえます。良い例でも示しますが、無意識に動く麻痺側を、患者は的確に表現することを筆者は経験しています。「腕が逃げちゃう」と表現した患者のセンスに納得です。健側での動作を努力して継続しようとすると、患側の痙性が増して共同運動のパターンが強固になることもあります。

このような状態の情報を得たセラピストは、次のステージに向け、動作にともなう痙性の抑制と分離運動を目指します。どういうときに痙性や共同運動が出現しやすいのか、またADL場面での記録があると、より実用的な動きがセラピストの訓練に活かされます。

良い例 ❷

日時	#		記録
6／14 9：00	2	S	「リハでも練習しています。こっちから着るのよね、左からってわかっているけど。左の袖をとおそうとすると、腕が伸びなくて逃げちゃう感じです。」
		O	端座位で前開きの上衣の着用を実施する。服の左右を確認して、右手で袖口を持ち左腕にとおすが、左手指から手首、ひじ関節の屈曲が増強する。動作を自己で中断し、再度袖をとおすが、手首から袖の引き上げができず、ひじ関節の屈曲肢位が増強する。更衣中の座位姿勢の崩れはなし。左肩部分まで袖とおしを介助すると、健側は自己で行える。
		A	服の構造や手順は理解できている。右手で袖口を持ち左手をとおす際、左手指から手首、ひじ関節の屈曲が出現していることから、共同運動が出現しているといえる。再度の実施では屈曲肢位が緩和されず屈曲痙性が生じ、麻痺側上肢のコントロールが困難になっている。このため、成果目標には達していない。
		P	リハでの訓練状況について情報収集する。手首まで袖をとおしたあとは介助とする。

記録のポイント

▶動作（更衣）開始時の姿勢や条件（座位なら端座位か車椅子座位かなど）を記録する。

▶使用した衣類の形状（デザインなど）を記録する。

▶各動作の様子を健側だけでなく、麻痺側の動きも観察し記録する。

▶動きに対する患者の訴えや表現をSに記録する。

Case3

左片麻痺、高次脳機能障害（注意障害）のある患者のベッドから車椅子への移乗を見守りで実施する場面

- 患者：Cさん、50歳代、男性。独身、仕事のため単身赴任中。両親は同県内に在住。仕事は営業職で生活は不規則。会社の健診で脂質異常症を指摘されたが、放置していた。
- 現病歴：
  アテローム血栓性脳梗塞を発症し、急性期病院で保存的治療を行って状態は安定したが、左片麻痺と高次脳機能障害（注意障害）が認められた。復職を希望し、発症から3週目で回リハ病棟に転棟する。転院1週目より短下肢装具を着用し、リハでは歩行訓練を開始している。

目標

車椅子移乗と操作が自立し、行動範囲の拡大ができる

O - P	T - P	E - P
● 移乗動作時の車椅子の安全確認の実施状況 ● 立ち上がりや方向転換時のバランス ● 車椅子座位姿勢 ● 車椅子自走時の姿勢や健側の活用方法 ● 車椅子自走時の周囲への配慮の様子 ● 座位時間（車椅子で過ごす時間）	● 車椅子の設置位置は床のマーキング箇所にフットプレートの先端がくるようにする ● 移乗時の安全確認を一緒に行う ● 移乗時の下肢装具の着用 ● 立ち上がり、立位、方向転換の動作を実施する ● 車椅子で過ごす時間を徐々に延長する	● ブレーキ、フットプレートの操作を確認するよう指導する ● 自走時の注意点を説明する ● 下肢装具の着用方法を説明する

成果目標

✓ 車椅子への移乗が安全にできる

看護記録 ＃3 注意障害のため安全に車椅子への移乗ができない

 悪い例

日時	＃		記録
10／11 14：00	3	S	「装具を付けたほうが立ちやすいけど、足が出ないね。」
		O	車椅子のひじ掛けをつかみ自力で立ち上がるが、方向転換時にふらつきが認められ、勢いよく車椅子に着座している。座り直しを促すと、自力で姿勢修正可能。ブレーキやフットサポートの操作は声掛けをすることで実施する。
		A	健側上肢による引き寄せで立ち上がりが可能だが、動作の性急さがあり、このため立位が不安定となり方向転換時にふらつきが認められ、転倒リスクがある。
		P	動作をゆっくり行うよう声掛けや注意の促しを継続する

▼どこが悪かった？▼

　看護師は注意障害があることを認識し、患者本人でリスク管理ができているかに注目し動きを観察しているといえます。このため、できないことに注目して患者はどこまでできているのか、どうできないと感じているのかなどの記録が不十分です。これだけでは転倒リスクがあることは理解できても、解決に向けた介入を考えるための情報が少ないです。

　さらに、移乗動作の見守りということで、立ち上がる場面から記録されています。移乗場面ですから間違いではありませんが、まずは立ち上がりの準備として、座位からの記録があると良いといえます。

　この記録では、患者の動作は性急で、結果として悪かったと示すだけの記録になっています。さらに患者の訴えを最後まで記録することが大切です。「足が出ない」のは麻痺によるものですが、記録がそれだけで終了しています。良い例で示しますが、どのような場面や状況でなにを訴えたのかを記録することが大切です。

　麻痺側の足が出にくい理由として、おそらく、重心移動がうまくできない、患側への重心移動に恐怖心がある、などの状況が予測できます。片方の足に荷重し重心を移動することは、少しであっても一時的にバランスを崩すことになります。座位や立位には静的なバランスと動的なバランスがあります。「静的バランス」は体幹筋や下肢筋群の支持力により姿勢が保持されることで、上肢や下肢の動きはなく座位もしくは立位を維持できている状態です。

　この事例は、ベッドサイドや車椅子での座位保持の様子が、「静的な座位のバランス」といえます。「動的バランス」は、重心の移動や修正・調整をしつつ、その姿勢を保持できる

状態です。端座位で下肢装具の着用ができることや、車椅子のひじ掛けをつかむために、前方へ重心移動をすることが「動的な座位のバランス」といえます。

　この事例では、座位は静的・動的ともにバランスは良いとアセスメントができます。しかし、立位では静的・動的ともにバランスの不良があることは予測できますが、どのようなタイミングで、3動作の性急さやバランスの悪さが確認できたのかが明らかではありません。この点についての記録があると、セラピストも多様な重心移動の訓練を展開できるでしょう。

　高次脳機能障害の患者は、動作遂行時の確認不足や集中力の低下、動作の間違いや中断、性急さなど、日常場面だからこそ顕著に観察されることが多くあるといえます。どのような場面や状況でその動作が行われたのか、そのときの患者の反応はどうだったのかを正確に記録することは、比較的集中できる環境が整った訓練場面では、観察できない様子だといえます。日常生活場面での患者の様子がみえる記録をすることがポイントといえます。

良い例 ③

日時	#		記録
10／11 14：00	3	S	「もうすぐ訓練だから車椅子に乗りたいです。装具を付けたほうが立ちやすいけど、付けても足が出ないね。力があるから立てるけど、向きを変えるときはちょっとこわいね。体重をこっちに乗せると倒れそうだし。」
		O	訓練開始時間のため、車椅子移乗を見守りながら実施する。端座位になり、足を組んで下肢装具着用を自己にて実施する。その際の座位は安定している。左側に車椅子を配置して移乗を促すと、自発的に遠位のひじ掛けを把持して立ち上がる。移乗の途中で会話することがあり、やや勢いをつけて立位になるが、立位保持は数秒で勢いよく車椅子に着座する。仙骨座りのため座り直しを促すと、自力で殿部をプッシュアップし、座位姿勢の修正ができる。ブレーキやフットサポートの操作は声掛けにより実施する。座位姿勢の崩れはなし。
		A	車椅子の遠位のひじ掛けを把持することで上体前屈が誘導されるが、前方への重心移動が少なく、立ち上がりに勢いを要している。このため立位保持が困難となり、方向転換時が不安定になっている。 立位時の患側への重心移動に不安があるため、健側上肢で身体を引き寄せ方向転換をするため、着座時に勢いがついたままになっているといえる。注意障害もあるため、動作確認が不足して動作が性急になっているといえる。
		P	各動作をゆっくり行うよう声掛けを継続。 立位時は患側への荷重の誘導を実施。

記録の ポイント

▶動作・姿勢が大きく変わる場面（座位からの立ち上がり、立位保持からの方向転換、車椅子に座るなど）を観察し記録する。

▶動作に対する認識や、動作時の注意や集中の様子を記録する。

▶できている部分にも着目し、どうできているのかを記録する。

Case4

左片麻痺、高次脳機能障害（半側空間無視）のある患者のトイレでの排泄介助の場面

● 患者：Dさん、80歳代、女性。夫と2人暮らし。長女夫婦が同市内に在住。身の回りのことは自身で行えており、週末に長女が様子を見に来て、買い物などを一緒に行っていた。

● 現病歴：
同居の夫が妻（Dさん）の様子がおかしいと長女に連絡し、長女が家を訪ねると、ろれつ不良と片麻痺が認められ、急性期病院に緊急入院となる。右の前頭葉から頭頂葉にかけての皮質下に出血が認められ、血圧コントロールと保存的治療により状態は安定したが、左片麻痺が残存している。発症から4週目で回リハ病棟に転棟となる。ADLは車椅子レベル。長女は自分でトイレに行けるようになってほしいと話している。

看護目標

尿意を訴えることができ、介助にてトイレで排泄ができる

O-P	T-P	E-P
●排尿間隔や排尿量	●排尿間隔に合わせてトイレへ誘導する	●ナースコールの操作方法を指導する
●尿意の有無、訴え方	●トイレ内で立位保持を促す	●排尿時に腹圧をかけることを意識するよう指導する
●自尿後の残尿確認	●補水を促す	
●排泄動作の観察		
●水分摂取量の確認		
●尿路感染の徴候		
●日中の排泄状況		

成果目標

✔ 尿意、便意が的確に訴えられる

✔ トイレでの排泄動作が介助により可能になる

看護記録　　＃4 半側空間無視や尿便意の不確実さから
　　　　　　　　　トイレでの排泄および動作が定着しない

❌ **悪い例** ❹

日時	＃		記録
9/29 19：00	4	S	「良かった、間に合いました。行ってもすぐにしたい感じがあります。」
		O	訪室すると端座位になっている。尿意あり、トイレでの排泄を介助する。トイレ内では手すりにつかまり自力で立ち上がるが、ズボンを下ろす介助の途中から便座に座ろうとする。着座後すぐに自排尿あり。
		A	尿意があるがうまく訴えられず、切迫した状況になりやすい。排尿後もすぐにしたくなると話していることから、神経因性膀胱による蓄尿障害が考えられる。
		P	継続

▼ どこが悪かった？ ▼

　脳卒中の患者では、神経因性膀胱による排尿障害はよくみられる症状の1つといえます。排泄が自立できるか否かは、退院後の生活に大きな影響を与えるため、看護師は排泄自立を目指して介入します。尿意が的確にわかる、排尿がスムーズにできる、残尿がなく尿路感染を起こさないことは、排泄自立に向けた看護として重要です。

　記録でも自尿があったことをとらえ、神経因性膀胱の症状があることをアセスメントしています。必要な観察とアセスメントはできているといえます。しかし、排泄動作に関する記録は不十分です。事例では、手すりにつかまり立位保持ができることや、ズボンを下ろす介助の途中で座ろうとしたことが記録されています。排泄動作についての細かな記録はなくても、実際に尿意を感じ早くトイレに行きたいと思っている状況での患者の動きはどうだったのか、その様子を記録できると良いです。

　さらに、排泄場面でどのように介助したのかを記録すると良いです。介助時の患者の動きや反応など、トイレなど限られた空間（狭小スペース）で介助をする場合は、応用的な動作が必要になることもあります。その点を踏まえて、良い記録の例を示します。

良い例 ❹

日時	#		記録
9／29 19：00	4	S	「良かった、間に合いました。でも、行ってもすぐにしたい感じがあります。」
		O	訪室すると端座位になっている。尿意を訴えたためトイレに誘導する。 ベッドから車椅子への移乗は、立ち上がりと方向転換時に介助を要する。 トイレ内では左側の縦手すりにつかまり自力で立ち上がる。立位保持は可能だが、ズボンを下ろす介助中に自分で向きを変えて便座に座ろうとするため、腰を支えて便座に座ることを介助する。 着座直後に排尿あり。左手で常に手すりをつかんでおり、排泄後の処理は介助を要している。 排泄後のズボンの着用ではつかまり立ちを維持でき、腰部を左方向に誘導すると車椅子にスムーズに座ることができる。
		A	尿意がうまく訴えられず、切迫した状況になりやすい。まだ成果目標に達していない。尿意はあるが排尿後すぐに尿意を感じており、神経因性膀胱による蓄尿障害が考えられる。 排尿前はすぐに便座に座ろうとするため、尿意の切迫が動作に影響している。
		P	継続

記録のポイント

▶そのときの患者の心理状況と、それにともなう動作について記録する。

▶介助を行った環境（トイレ内の広さや手すりの位置や方向など）について記録する。

▶介助時の患者の動きと介助方法を記録する。

おわりに

　セラピストと共有できる看護記録のポイントと、その記録からセラピストがなにが得られるかを示します。

①そのときの場面や状況、動作を行った時間の記録から

　・環境（道具）の影響

　・動作が行われた時間帯や時間の経過による影響、日内の変化の有無

　・介助の方法による動作への影響

②患者の動きの流れや変化の記録から

　・動作の分析（その動作を構成する筋肉や関節の動きを分析する）

・動作（行動）の工程の分析（動作や行動の過程を分析する）

・実際の生活場面で行っている動作手順、動作順序（歯磨きをしてから着替えるか、またはその逆か？ など）

③動きに対する患者の訴え、表現の記録から

・自己の認識、身体感覚のとらえ方

・心理的な要因の動作への影響

④できることの記録から

・麻痺や各症状の回復の程度と評価

・患者の対応能力、応用能力の有無

　セラピストも、疑似的に日常生活場面を設定し動作の訓練をすることがあります。しかし訓練場面では、患者の身体が動きやすくなるよう筋緊張の緩和や痙性の抑制など、いわば準備体操のような介入をしていることが多いです。ベストコンディションで動作を促し、最大能力を引き出す、可能性の拡大を図ることがリハの役割の1つといえます。

　しかし、日常生活場面がいつでもベストコンディションであるとは限りません。「訓練ではできるのに」と患者が感じていることもあるでしょう。患者の訴えを聞き、ADL動作の達成度に影響を与えていることはなにかを看護の観察力でとらえ、生活のなかでの動きを記録し、「できるADL」から「しているADL」への展開を、セラピストと協働し目指せると良いと思います。

引用・参考文献

1) 水尻強志ほか. "リハビリテーション医学総論：心身機能・構造". 脳卒中リハビリテーション：早期リハからケアマネジメントまで. 第3版. 東京, 医歯薬出版, 2013, 12-4.
2) 宮本省三. 片麻痺：バビンスキーからペルフェッティへ. 東京, 協同医書出版社, 2014, 18-22, 23-6, 63-8.

第 **3** 章

シーン・症状別の看護記録

1 転倒・転落を防ぐ看護記録

千葉県千葉リハビリテーションセンター看護局副看護部長　**上田広美**
同 副看護部長／医療安全管理室医療安全管理者　**和田みどり**

転倒・転落を防ぐ看護記録の必要性

　リハビリテーション（以下、リハ）を行っている患者は、訓練や病棟での生活をとおして行動を拡大し、身体機能の回復を目指します。そのため起居、移乗・移動など、日常生活活動（activities of daily living：ADL）を再獲得していく過程で転倒・転落のリスクは高まります。

　病棟では、医師、看護師のほかに、セラピスト、薬剤師や管理栄養士らの多職種によるチームアプローチが行われます。この多職種によるチームには患者の自律（立）性を尊重し、患者の活動性を高めながら、いかに転倒事故を未然に防ぐか、また、万が一転倒しても重大事故につながらないよう、必要な対策をとることが求められます。

　転倒・転落の原因はさまざまで、運動機能障害などの身体機能以外に、認知機能障害、遠慮がちな性格などの、患者個別の要因と環境的要因、患者の自立行動などが転倒・転落の発生に起因しているという特徴があります。

　そのため、転倒・転落事故を防止するうえで大事なことは、患者・家族や関係する多職種が転倒・転落の危険性ついて情報を共有し、共通認識をもってかかわることです。そして、転倒・転落のリスク要因を適切にアセスメントして、転倒・転落防止に関する看護計画を立案し、実施した結果を記録することが大切です。

　さらに転倒・転落事故による重大事故が発生した場合は、入院時点までさかのぼって、記録物の提出を求められることがあります。看護記録は法的証拠となり得ることから、看護実践の内容や行った時間は正確に記載する必要があります。

入院中の転倒・転落防止の流れ

　転倒・転落の防止は、入院時より患者アセスメントをして危険予測をし、予防計画を立て、患者・家族の同意のもと、多職種で取り組んでいくことが大切です。当センターは、転倒・転落防止のフローチャート（図1）に沿って防止に取り組んでいます。

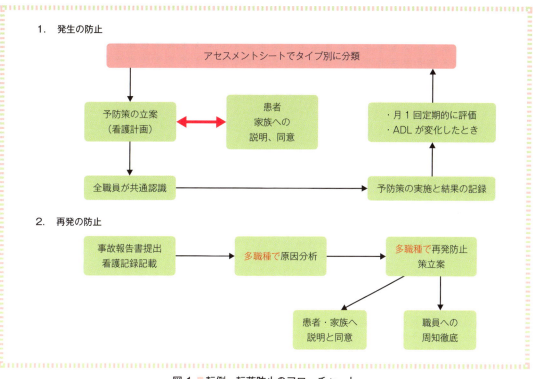

図1 転倒・転落防止のフローチャート

表1 転倒リスクアセスメントシート（文献1より転載）

評価要因			スコア（重み付け）
中枢神経麻痺		有 無	2 0
過去の転倒歴		有 無	1 0
中枢神経作用薬の使用		有 無	1 0
視覚障害		有 無	1 0
感覚障害		有 無	1 0
尿失禁		有 無	1 0
移動手段	歩行器 車椅子 その他		1 2 0
HDS-RまたはMMSEの得点		HDS-R ≦ 22 または MMSE ≦ 24 HDS-R ≧ 23 または MMSE ≧ 25	1 0
合計			0〜10

転倒・転落アセスメントシート	入力日 2018. 5. 1	病棟 4S 棟
患者番号 112 - 345	氏名 千葉花子	年齢 65 歳
疾 患 脳出血	転倒・転落年月日 2018 年 5 月 1 日	

基本情報

| 認知・理解の問題 | ●有 ○無 |
| 治療用具 | ●有 ○無 |

日常運動機能

上半身を起こす	○できる ●困難			
電動ベッド使用時、自分でコントローラーを操作し、ベッドアップできる	○できる ●困難			
臥位から端座位になる	○自立	●見守り	部分介助	全介助	○不能
端座位から手を使わずに座り直す（座位保持）	○自立	●見守り	部分介助	全介助	○不能
端座位のまま履物をはく（座位保持）	○自立	●見守り	部分介助	全介助	○不能
端座位から立ち上がる	○自立	●見守り	部分介助	全介助	○不能
立ち続ける（立位保持）	○自立	●見守り	部分介助	全介助	○不能
ベッドの周りを歩く	○自立	○見守り	部分介助	全介助	●不能
床頭台やチェストの荷物を出し入れする（座位保持＋立位保持）	○自立	○見守り	部分介助	全介助	●不能
立位からベッドに腰をかける	○自立	●見守り	部分介助	全介助	○不能
トイレの戸を開閉する	○自立	●見守り	部分介助	全介助	○不能
便座の前で下着を下ろし便座に座る（移動・移乗）	○自立	●見守り	部分介助	全介助	○不能
便座で座位を保持しながら手を伸ばしてトイレットペーパーをとる（座位保持）	○自立	●見守り	部分介助	全介助	○不能
便座で座位を保持しながら拭く（座位保持）	○自立	●見守り	部分介助	全介助	○不能
下着、衣服を調え、便座から立ち上がる（移動・移乗）	○自立	●見守り	部分介助	全介助	○不能
トイレの戸を開閉する（移動）	○自立	●見守り	部分介助	全介助	○不能
まっすぐ歩く（歩行の安定性・バランス）	○自立	○見守り	部分介助	全介助	●不能
方向転換する（歩行バランス）	○自立	○見守り	部分介助	全介助	●不能
その方の病棟からナースステーション、トイレ洗面所、浴室、食堂などを往復する（持久力）	○自立	○見守り	部分介助	全介助	●不能

ベッドから転落　　問題なし
ベッド周りでの転倒　タイプ C　認知理解に問題あり。転倒により治療や臨床経過に多大な影響を与える。
トイレでの転倒　　タイプ C－3
廊下歩行中の転倒　非該当

図 2 転倒・転落アセスメントシート （文献 2 より引用）

転倒・転落のアセスメント

　通常、入院時には、転倒・転落の危険性を評価するためにアセスメントツールを用いています。

　アセスメントツールとしては、中川らの転倒リスクアセスメントシートがあります（**表1**）[1]。当センターは「転倒・転落アセスメントシート」（**図2**）を使用して転倒・転落の危険性を評価し、看護計画に反映させています。パソコン上で「転倒・転落アセスメントシート」をチェックすると、「認知・理解力」「動作能力」「装着物」により、患者がA～Cのタイプ別に分類されるようにつくられています。

　三宅ら[2]の患者タイプ分けでは、タイプAは認知・理解に問題がなく、自身の動作能力を理解しており、適切に看護師への介助依頼ができるタイプです。タイプBは認知・理解に問題があり、自身の動作能力を理解しておらず、適切に看護師へ介助依頼をすることができません。

　また、遠慮して看護師へ介助を依頼せず、1人で動作してしまう患者も認知・理解に問題があり、タイプBになります。タイプCは認知・理解に問題があり、さらに治療用具を装着しています。例えば、ナースコールで移乗介助の依頼をすることができるのはタイプA、移乗動作が不安定でもできると思ったり、看護師が忙しそうだからと介助依頼をせずに、動作をしてしまうのがタイプB、移乗動作が不安定で、点滴などチューブ装着中にもかかわらず看護師へ介助を依頼せず、1人で動作してしまうのがタイプCです。

　それぞれのタイプをさらに、「動作能力」でⅠ・Ⅱ・Ⅲなどに細分類されており、数字が多くなるに従い、動作能力は低下します。

　「転倒・転落アセスメントシート」は、入院時とADLが変化したとき、月1回定期的に評価しています。チェックするときには、患者からの情報ではなく、できるだけ家族からも情報収集し、さらに実際の動作確認を行ってチェックします。

　入院時に患者が1人で来院するときには、情報が不十分であるということを認識しておく必要があります。また、入院前に急性期病院の看護師から認知面の問題や危険動作などの情報を確認し、アセスメントに役立て、環境調整につなげます。

転倒・転落防止対策の計画立案・患者家族への説明と同意

　「転倒・転落アセスメントシート」により導き出されたタイプ別に、「転倒・転落予防対策表」（**表2**）に照らし、対策を立てます。転倒・転落は、「ベッドから」「ベッド周囲」「トイレ」「廊下歩行」で起こることが多く、当センターでも「転倒・転落予防対策表」を参考にして、「ベッドからの転落防止対策」「ベッド周りでの転倒・転落防止対策」「トイレでの転

倒防止対策」「廊下歩行中の転倒防止対策」に関する標準看護計画を作成しています。

　図2に例示した「転倒・転落アセスメントシート」のアセスメント結果に対して、「ベッド周囲での転倒・転落防止対策に関する標準看護計画」（図3）と「トイレでの転倒・転落防止対策に関する標準看護計画」（図4）を例示します。

　これらの標準看護計画をもとに、患者・家族とともに個別的な具体策を追加し、作成します。看護計画を立案するときに、患者・家族が参加することにより、転倒・転落防止に対する意識が高まり、協力していただくことが期待できます。離床センサーなど転倒・転落防止に必要な物品は、多職種で検討して選択し、患者・家族に説明して（図5）、同意を得て（図6）使用しています。

　看護計画に沿った転倒・転落防止対策を、確実に実施することが重要です。安全対策の不履行となってしまうため、確実に実施可能な看護計画を立案します。また、実際に転倒・転落防止対策を実施していても、記録していなければ実施していないことになってしまいます。入院時から、転倒・転落予防を行っていることを看護計画に沿って記録していくことが大切です。

表2 ＝ 転倒・転落予防対策表（その1）（文献2をもとに作成）

トイレでの転倒

〈基本設定〉

	患者の状態に適したスペース	便器形状	手すり 共通	手すり 一般トイレ	手すり 車椅子兼介助トイレ	床面	扉	ナースコール	便器周りの設備機器 共通	便器周りの設備機器 車椅子兼介助トイレ	温水洗浄便座
内容	・移動手段に適したスペースの確保 ・移動動作に届く便座の高さと便器の位置関係	・排泄姿勢での足底が床面に届く便座の高さ ・座位が安定しやすい便座の大きさ	・患者の状態に適した形状 ・取り付け位置、握りやすい太さ、触感、形状、高さ ・歩行用手すり ・L型手すり（壁付け）	・便器両側に手すり取り付け ・L型または可動（水平方向）手すり	・両肘掛けと背もたれ ・可動（上下方向）手すり	・段差のない平坦な床面 ・適切な摩擦係数の床材 ・濡れても滑りにくい床材 ・適切な弾力性素材	・開閉しやすい形状、機能 ・患者の移動に適する開口幅員 ・縦手すり ・緩やかな開閉速度	・押しやすい位置・形状	・患者の状態に適した位置、形状 ・器具洗浄ボタン、手洗い器 ・片手用ペーパーホルダー	・ペーパーホルダー2ヶ所（介助者用追加）	・患者の状態に適した位置、形状 ・面取り付け操作パネル）
タイプ	タイプA-Ⅰ	タイプA-Ⅱ	タイプA-Ⅲ	タイプB-Ⅰ	タイプB-Ⅱ	タイプB-Ⅱ	タイプB-Ⅲ	タイプC-Ⅰ	タイプC-Ⅰ	タイプC-Ⅱ	タイプC-Ⅲ

廊下歩行中の転倒

移動用具の選択と性能（床材との相性を含む）
・歩行器
・杖
・点滴スタンド

〈基本設定〉

	手すり	扉	床面	照明	障害物の除去	休憩場所の確保	履物
内容	・廊下両側に設置 ・できるだけ連続した配置 ・握りやすい太さ、触感、形状、高さ	・吊り構造の引き戸 ・縦手すり ・緩やかな開閉速度 ・開閉しやすい形状機能 ・患者の移動に適した開口幅員	・段差のない平坦な床面 ・床材変更部分の凸凹除去 ・適度な摩擦係数の床材 ・床材のすべり抵抗急変を避ける ・適度な弾力性素材	・周辺環境が視認可能な夜間照明 ・明暗の急変を避ける	・通路空間から障害物（ベンチ、ボード等）の除去 ・ダブルトイレ、等の除去 ・手すり上の障害物の除去 ・手すりの障害物（速乾性消毒容器など）	・患者の状態に適した移動中の休憩場所（たまり空間）の確保	・履きやすい ・歩きやすい
タイプ	タイプA-Ⅰ ■ベッド配置 ・Nsステーションの近くとする ・トイレの近くとする	タイプA-Ⅱ	タイプB-Ⅰ	タイプB-Ⅱ ■ベッド配置 ・Nsステーションの近くとする ・トイレの近くとする	タイプC-Ⅰ ■治療用具の再検討 ■治療用具の固定位置・方法・チューブ類のゆとり再検討 ・治療用具の固定位置	タイプC-Ⅰ	タイプC-Ⅱ ■治療用具の固定位置・方法・チューブ類のゆとり再検討 ・ベッド配置 ・Nsステーションの近く ・トイレの近く

第3章 シーン・症状別の看護記録 ① 転倒・転落を防ぐ看護記録

表2 ■ 転倒・転落予防対策表（その2）（文献2をもとに作成）

〈基本設定〉

	床材 適度な弾力性	ベッド 柵をともなうギャッチアップ機能			ベッド柵 柵の仕様（マットレスから柵の上端までの高さ/はずれにくい）	
	タイプA	タイプB-I	タイプB-II	タイプC-I	タイプC-II	

ベッドからの転落

- **タイプA**
  - ■ベッド柵・両側柵（4点柵を除く）

- **タイプB-I**
  - ■ベッド柵・3点柵（布回）（抑制）
  - ■ベッドを低くする（衝撃吸収マット）

- **タイプB-II**
  - ■ベッド柵・4点柵
  - ・柵と柵の隙間解消
  - ・柵とヘッドボード/フットボード間の隙間解消
  - ■体位保持クッション
  - ■ベッドを低くする

- **タイプC-I**
  - ■ベッド柵・3点柵・4点柵（抑制）
  - ■離床センサー
  - ■治療用具の再検討
  - ■衝撃吸収マット

- **タイプC-II**
  - ■ベッド柵・4点柵
  - ・柵と柵の隙間解消
  - ・柵とヘッドボード/フットボード間の隙間解消
  - ■ベッド配置（Nsステーションの近くとする）
  - ■治療用具の固定位置・方法・チューブ類のゆとり再検討

■電動ベッドコントローラーは介助者のみ使用できるようにする

〈基本設定〉

床材 適度な摩擦係数と弾力性	照明 周辺環境が視認可能な夜間照明	履物 履きやすく、歩きやすい
タイプA-I／タイプA-II	タイプB-I／タイプB-II	タイプC

ベッド周りでの転倒・転落

患者の状態に適したベッド配置
適切なスペースとしつらえの確保

- **タイプA-I**
  - ■自立支援のための環境整備（端座位・立ち上がり・立位保持・移乗支援のための手すり等をベッドサイドに設置）：介助バー

- **タイプA-II**
  - ■自立および介助支援のための環境整備（端座位・立位・立ち上がり・立位保持・移乗支援のための手すり等をベッドサイドに設置）
  - ＊座位訓練中または座位バランス不安定な場合：介助バー
  - ＊座位可能で立位訓練中または立位バランスが不安定な場合：介助バーまたは立位支援ボール

- **タイプB-I**
  - ■移動補助具を使用しながら移動動作が自立している場合でも、それらの操作に危険が予測される場合は、ベッドサイドに移動補助具を放置しない
  - ■自立支援のための環境整備（端座位・立ち上がり・立位保持・移乗支援のための手すり等をベッドサイドに設置）：介助バー
  - ＊座位可能で立位訓練中または立位バランスが不安定な場合：介助バーまたは立位支援ボール
  - ■床敷センサー
  - ■ベッド配置：Nsステーションの近くとする（ただしタイプCの患者を優先にする）

- **タイプB-II**
  - ■離床センサー
  - ■座面センサー
  - ■介助支援のための環境整備（端座位・立ち上がり・立位保持・立位保持・移乗支援のための手すり等をベッドサイドに設置）
  - ＊座位訓練中または座位バランス不安定な場合：介助バー
  - ＊座位可能で立位訓練中または立位バランスが不安定な場合：介助バーまたは立位支援ボール
  - ■衝撃吸収マット

- **タイプC**
  - ■治療用具装着の再検討
  - ■治療用具の固定位置・方法・チューブ類のゆとり再検討
  - ■離床センサー
  - ■ベッド配置（Nsステーションの近くとする（端座位・立ち上がり・立位保持・移乗環境整備のための手すり等をベッドサイドに設置）
  - ■自立及び立位支援のための環境整備（端座位・立ち上がり・立位保持・移乗支援のための手すり等をベッドサイドに設置）
  - ＊座位訓練中または座位バランス不安定な場合：介助バー
  - ＊座位可能で立位訓練中または立位バランスが不安定な場合：介助バーまたは立位支援ボール

- ■押しやすい位置・形状のNsコール
- ■移動用具の選択と性能（床材との相性を含む）：車椅子・歩行器・杖（点滴スタンド）に設置する
- ■（車椅子の場合）移乗時、ベッドと車椅子の座面を同じ高さにする
- ■移動経路の確保
- ■点滴スタンドを設置する場合は患者がベッドを乗り降りする側
- ■ベッドを低くする

目標　ベッド周囲で転倒・転落せずに過ごせる。　　　　　　　　　　　　　　　　　NO

月／日	問 題 点	期待される結果	具 体 策	サイン
	# ベッド周囲での転倒・転落のリスク □見守りながら移動支援を要する。(B-1) □移動動作が要介助である。(B-2) □転倒・転落により治療用具に不具合が生じ、臨床経過に多大な影響を与えるリスクがある。(C-1) □治療用具の不具合により転倒・転落が発生し頭部打撲による外傷性脳損傷症状の出現、大腿骨頚部骨折その他の症状が生じ、臨床経過に多大な影響を与えるリスクがある。(C-1)	# □ベッド周囲で転倒・転落しない。 □転倒・転落による傷害を最小限にする。 評価日　　　／	# 〈観察〉 □患者がベッドから離れるときはどのようなときか観察する。 □指示行為がとれるか。 〈援助〉 □看護師室に近い部屋に入院して、夜間の監視が頻回に必要な場合は、看護師室の近くにベッドを配置して様子を観察する。 □ベッド周囲の整理整頓を行う。 □移動用具の適切な設置場所を検討する。 □なにかしたいと思ったとき、ナースコールを押すことを指導する。 □ADLに応じた移動用具を検討する。 □介助バーを設置する。 □介助バーにマーキングをする。 □車椅子の停車位置をマーキングする。 □自立支援のための（端座位保持、立ち上がり、立位保持）訓練を行う。 □自立支援のための訓練をPTに依頼する。 □履きやすい靴を準備・購入してもらう。 □赤外線センサーを設置する。 □ダブルセンサーを設置する。 □コールマットを設置する。 □ベッドコール（離床センサー）を設置する。 □衝撃吸収マットを設置する。 □タッチコールを設定する。 □治療用具の再検討 □医療安全管理室に相談し個別の対策につなげる。 〈教育〉 □患者：家族にリスクについて伝える。	

評 価	まったくなし	ほとんどなし	中程度	ほぼ十分	十分
□ベッド周囲で転倒・転落しない	1	2	3	4	5
□転倒・転落による傷害を最小限にする	1	2	3	4	5

棟・氏名　　　　　　　　　　　　様　　　　　　　　　千・リ・看

図3 ● ベッド周囲での転倒・転落防止対策に関する標準看護計画

目標　トイレで転倒・転落せずに過ごせる。　　　　　　　　　　　　　　　　　　　　　　　　　　　　NO

月／日	問　題　点	期待される結果	具　体　策	サイン
	# トイレでの転倒のリスク □移乗・排泄動作は自立しているが、認知の問題で見守りを要する。(B-1) □移動動作が要介助である。(B-2) □排泄中の座位保持が困難である。(B-3) □転倒により治療用具に不具合が生じ、臨床経過に多大な影響を与えるリスクがある移乗・排泄動作は自立しているが、認知の問題で見守りを要する。(C-1) □転倒により治療用具に不具合が生じ、臨床経過に多大な影響を与えるリスクがある移動動作が要介助である。(C-2) □転倒により治療用具に不具合が生じ、臨床経過に多大な影響を与えるリスクがある排泄中の座位保持が困難である。(C-3)	# □トイレで転倒しない □トイレでの転倒による傷害を最小限にする。 評価日　　　／	# 〈観察〉 □排泄時 Ns を呼ぶことができるか。 □指示行為がとれるか。 〈援助〉 □排泄中カーテンの外で見守る。 □排泄中であっても、カーテンの中で見守る。 □その人に合った座位保持姿勢の確保を行う。 □立ち上がらないように最低限の抑制をする。 □痛みによる立ち上がりを防ぐために便座マットを工夫する。 □その人に合った排泄手段の検討（ポータブルトイレ差し替え、洋式トイレ移乗、立位排尿など） □その人に合った方法で排泄動作を手順化、視覚化して、統一したかかわりをする。 □車椅子の停車位置をマーキングする。 □手すりにマーキングする。 □自立支援のための（端座位保持、立ち上がり、立位保持）訓練を行う。 □自立支援のための訓練を PT に依頼する。 □治療用具の再検討 □治療用具の固定位置、方法、チューブ類のゆとりの再検討 〈教育〉 □患者：家族にトイレ転倒のリスクについて伝える。	

評　価	まったくなし	ほとんどなし	中程度	ほぼ十分	十分
□トイレで転倒しない	1	2	3	4	5
□トイレでの転倒による傷害を最小限にする					
	1	2	3	4	5

棟・氏名　　　　　　　　　　　様　　　　　　　　　　千・リ・看

図4　トイレでの転倒・転落防止対策に関する標準看護計画

安全で快適な入院生活を過ごしていただくために

患者様、ご家族の方へのお知らせ

　このたびの入院では、訓練や病棟生活をとおして生活の再構築を進めていきます。そのなかで行動も拡大していくこととなります。しかし、その反面、体力や運動機能の低下、障害の影響により、思いもかけない転倒・転落事故が起こることが少なくありません。転倒・転落の結果として深刻な事態をまねく恐れがあります。大変危険な場合には、さまざまな対策用具を使用させていただくこともありますので、ご理解をお願いします。
　また、生活環境を整備しながら転倒・転落の予防に十分注意して、安全で快適な入院生活を送っていただくようにしておりますが、さらに安全を高めるためには、ご家族のご協力が欠かせませんのでよろしくお願いします。
　ご心配なことがありましたら、遠慮なく担当医師や看護師にご相談ください。
　また転倒・転落を防ぐ注意点を下記に挙げましたので、参考にしてください。

＜転倒・転落を防ぐ注意点＞
・ベッド柵は、必ず上げておきましょう。
・ベッドの端に座っていると滑ってしまうことがありますので、注意してください。
・履物はかかとがあるもの、とくにゴム底の運動靴が転倒予防に効果があります。
・衣類の裾は、身体に合った長さにしましょう。
・ベッドから降りるときや車椅子から立ち上がるときに介助が必要な方は、ナースコールを押してスタッフと一緒に行いましょう。
・日中は、なるべく起きているようにしましょう。
・トイレなどへの移動時に介助が必要な方は、スタッフが同行いたしますので、お知らせください。
・用事がありましたら遠慮なく、ナースコールを押してください。

転倒・転落したり、目撃した場合は、すぐにスタッフへご連絡ください

　その他、わからないことがありましたら、どんなことでもスタッフに相談してください。
　一緒に、安全で快適な入院生活にいたしましょう。

図5　転倒・転落の危険性および対策についての患者説明書

_____様の転倒・転落の危険性について、機能障害の程度や活動状況、そして治療される内容から評価させていただきました結果、

移乗動作は　　（　　）自立　（　　）見守り　（　　）一部介助　（　　）全介助
トイレは　　　（　　）自立　（　　）見守り　（　　）一部介助　（　　）全介助
歩行は　　　　（　　）自立　（　　）見守り　（　　）一部介助　（　　）全介助
車椅子移動は　（　　）自立　（　　）見守り　（　　）一部介助　（　　）全介助

ベッドからの転落の危険性　　　　　　　　　　有（　　）　　無（　　）
ベッド柵の隙間をすり抜けて転落する危険性　有（　　）　　無（　　）
ベッド周りでの転倒の危険性　　　　　　　　有（　　）　　無（　　）
トイレでの転倒の危険性　　　　　　　　　　有（　　）　　無（　　）
廊下歩行中の転倒の危険性　　　　　　　　　有（　　）　　無（　　）
　　　　　　　　と判定されました。

（　　　）裏面に示してある転倒・転落を防ぐための注意点を再確認してください。
（　　　）ベッドへの移乗、トイレ、入浴、検査などで移動するときは必ず職員が付き添いますので、
　　　　　必要な場合は教えてください。
（　　　）危険防止のために最小限の個別対応が必要になる場合がありますので、ご家族のご理解をお願いいたします。

対策　_____

　　　_____

説明年月日　　　　年　　月　　日　　　説明者氏名_____

同　　意　　書

私は、転倒・転落の危険性について、上記の対策を取ることに同意します。

同意年月日　　　　年　　月　　日

患者氏名_____　　　または　　　同意者氏名_____

　　　　　　　　　　　　　　　　　　　（患者との続柄）_____

図6 転倒・転落の危険性および対策についての説明書および同意書

Case1

運動機能障害のある患者のベッドサイドの移乗場面

- 患者：Ａさん、70歳代、男性。認知面の問題はない。妻と2人暮らし。長女家族が遠方に在住。FIM 64/126、MMSE 26/30
- 現病歴：脳出血、左片麻痺
  発症から3週間後、急性期病院より自宅退院を目標に回復期リハビリテーション病棟（以下、回リハ病棟）に転棟。
- 既往歴：
  高血圧、関節リウマチ
  今回の脳出血発症前まではADLは自立していた。早朝は、手足のこわばりが強く、動作はゆっくり時間をかけて行っていた。日中、車椅子移乗・移動は自立している。夜間や早朝は、手足のこわばりのため介助が必要である。ナースコールは押さないことがある。入院の翌朝、車椅子に乗車している。

看護目標

早朝、夜間はベッド周囲で転倒・転落せずに過ごせる

O - P
- 患者がどのようなときにベッドから離れるか
- 早朝、夜間はナースコールを使用しているか
- 起居動作、移乗・移動動作の安全性・安定性
- 手足のこわばりの日内変動の把握

T - P
- ベッドの位置・高さ、車椅子・補助具の位置を調整する
- ベッド周囲を整理整頓する

E - P
- 患者・家族に転倒・転落のリスク、転倒・転落の防止対策を説明する
- 手足のこわばりが強いときなどは、ナースコールを押すことを指導する

成果目標

✓ 終日、車椅子移乗・移動が自立できる
✓ 手足のこわばりが強いときはナースコールを押し、介助を求めることができる

看護記録

#1 運動機能障害があり、転倒・転落の可能性がある

✕ 悪い例 ❶

日時	#	記録
2／24 5：30	1	ベッドサイドで車椅子に乗車している。座面から殿部が落ちそうになっている。勝手に移乗し、トイレに行こうとしたようだ。朝は危険なのでナースコールを必ず押すように説明した。

▼ どこが悪かった？ ▼

憶測で記録がされている。患者が行動した理由を確認していない。また、患者の行動をアセスメントしていない（手足のこわばりによる移乗動作の安全性や安定性を患者に確認していない）。

〇 良い例 ❶

日時	#		記録
2／24 5：30	1	S	（移乗の理由を尋ねると）「トイレに行きたかった。」（手足のこわばりの状況を尋ねると）「右手足のこわばりが強くうまく移れなかった。看護師に悪いと思ってナースコールを押さなかった。」
		O	ベッドサイドで車椅子に乗車している。座面から殿部が落ちそうになっている。毛布が床に着いている。介助で座り直す。
		A	ナースコールを押して介助を求めるという成果目標には到達していない。遠慮によるものと考えられる。毛布が床に落ちていることから、起居動作の確認が必要である。
		P	朝はこわばりがあるので、トイレに行きたいときは寝たままナースコールを押すように説明を繰り返す。

記録のポイント

▶患者が行動した理由を確認し、記録する。
▶患者の行動をアセスメントし、どう看護実践していくのか（看護の継続）がみえる。
▶リスク要因が浮かび上がり、具体的な対策（援助）が導き出される記録をする。

Case2
認知機能障害のある患者のトイレ場面

- 患者：Bさん、80歳代、女性。認知症。日常生活自立度判定Ⅱb、MMSE 19/30。息子夫婦との3人暮らし。発症前は1人で留守番ができていた。
- 現病歴：
脳梗塞により左不全麻痺を生じている。
発症から2週間後に、急性期病院から自宅退院を目標に回リハ病棟へ転棟となる。
- 既往歴：糖尿病
入院から2週間が経過した。リハも進み、ADLが向上している。しかし、認知機能障害があるため、生活全般に見守りが必要。

看護目標
トイレで転倒・転落せずに過ごせる

O-P
- 排泄時にスタッフを呼べるか
- 排泄パターンの把握
- 声掛けに対してどれくらい理解できているか確認する
- 安全な移乗方法か（車椅子の位置は適切か、ブレーキはかかっているか、立位バランスの安定性など）
- 安全な移乗方法を理解しているか
- 転倒・転落の有無
- 転倒した際の身体損傷の状態

T-P
- 排泄行動を見守る
- 多職種で一連のトイレ動作の評価を行い、排泄動作を手順化、視覚化して統一したかかわりをする（使用するトイレ位置を決める、車椅子の停車位置、手すりにマーキングする）
- 自立支援のための（端座位保持、立ち上がり、立位保持）訓練を行う
- 転倒による傷害を最小限にするために保護帽子、大腿骨頸部骨折防止のためヒッププロテクターを使用することを患者・家族に説明し着用する。

E-P
- 家族に患者のトイレの移乗・移動状況と変化している転倒・転落のリスクについて説明する
- 移乗・移動時にはナースコールを押すことを繰り返し説明し、図や目印で示し指導する

成果目標
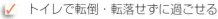
- トイレで転倒・転落せずに過ごせる
- トイレでの転倒・転落による傷害を最小限にする

看護記録

＃2 認知機能障害があり、転倒・転落の可能性がある

✕ 悪い例 ❷

日時	#	記録
3/24 13:00	2	トイレの便座に座ろうとしているところを発見した。車椅子のブレーキは左右ともかかっていない。排泄動作一連と車椅子への移乗動作を見守った。患者が1人で動かないよう声を掛けていく必要がある。

▼ どこが悪かった？ ▼

判断の根拠の記録がない

看護計画に沿った観察の記録がない。患者の一連の排泄行動の実際が記載されていない。また、患者の行動を抑制しなければいけないと判断した、根拠となる患者の行動の意味や運動機能の記録がない。

◯ 良い例 ❷

日時	#		記録
3/24 13:00	2	S	「いつも歯磨きしたらトイレに行くの」「リハでは歩く練習をしているのよ」。
		O	昼食後の歯磨き終了後、トイレの便座に座ろうとしているところを発見する。車椅子のブレーキは左右ともかかっていない。車椅子の停車位置はマークがついているところよりも20cm後方に位置している。排泄動作一連は見守りで自立していた。 車椅子への移乗動作は手すりを使って数歩歩行し、車椅子のブレーキがかかっているかの確認をせずに車椅子に座る。歩行時のふらつきはない。
		A	トイレでの転倒はみられないが、リスクの高い状態は続いている。患者のトイレ動作について多職種で再検討する必要がある。
3/24 13:30	2	P	PT△△、OT××、NS○○、CW●●で検討。現状のトイレ動作を共有し、トイレ動作自立に向け手すりを使った動作指導、歯磨き後のトイレ動作見守りを看護計画に追加する。

記録のポイント

▶ 認知機能障害による危険性を記録する。
▶ 患者の行動パターンがわかるように記録する。
▶ 行動を抑制するのではなく、患者の移動能力を多職種で適切に評価し、行動拡大に向けた看護計画につながる記録をする。

転倒・転落事故発生時の記録

　転倒・転落事故が発生した場合、「転倒・転落事故発生時の看護記録の記載ポイント」（図7）に沿って、記録します。また、頭部打撲がある場合は、時間経過とともに意識レベルの低下など症状が悪化することも予測されます。転倒・転落直後の観察だけでは、症状出現の発見を遅延させてしまう可能性もあります。

　当センターでは、転倒・転落による頭部の打撲が疑われる場合には、頭部CTを撮影して、異常が認められない場合でも打撲した直後から1時間は10分ごと、1〜3時間は20分ごと、3〜6時間は30分ごとにバイタルサインと意識レベル、状態の確認を行って記録しています。そうすることで、外傷性の脳損傷の早期発見と早期対応が可能となります。

わかりにくいあいまいな記録の記載例と改善された記録の記載例

　実際の看護記録の記載内容として、わかりにくいあいまいな記録の記載例（図8）と、改善された記録（図9）の記載例を例示します。

---

1) 事故発生時は、経時記録に代えて、転倒・転落後、24時間の観察を記録する。
　（患者の状態が安定するまで、経時記録で全身状態を経過観察する）
2) 事故の状況は、事実「起こったこと、行ったこと、発言内容、患者の状態など」を正確に記載する。
3) 治療・処置・ケアについて「いつ、どこで、誰が、なにを、どのように実施したか、指示者ならびに実施者の氏名、および患者の反応、状態」などを客観的に記載する。
4) 患者および家族への説明、または、謝罪が行われた場合「だれが、いつ、どのように説明したか、家族の反応はどうであったか」発言内容をそのまま記載する。
5) 記載上の原則
　①事実のみを正確に客観的に記載する。
　　（想像や憶測、自己弁護的反省文、他者の批判、感情的表現などは書かない）
　②誤解のない表現を用いる。「〜と思われる、〜のようにみえる」という表現はしない。
　③どうすれば事故が避けられたかなど、提案や意見は記載しない。
　④レベルに関係なく患者にかかわるときは経時記録とする。
6) 修正時の方法
　①訂正前の字句が読めるように二本線を引く。
　②二本線を引いたあと、その上方に訂正字句を記載し、訂正日、時刻と訂正者のサインを記載する。
　　例）「左殿部」と記載したが「左膝」の間違いだったので千葉Nsが訂正した場合

> 左膝　1/12　9：00　千葉
> ~~左殿部~~を打った。

　③修正が「改ざん」とみなされないように注意する。改ざんは刑事責任を問われる犯罪行為である。

図7　転倒・転落事故発生時の看護記録の記載ポイント（文献3より引用）

月／日	時刻	項目	#	記事	サイン
1/24	9：00	転倒		ベッドサイドにいた。ベッドより転倒した様子。（推測が記録されている）	A
				殿部を打撲したと思われる。発赤、腫脹、痛みはない。	
				頭部は打撲していない様子。（推測が記録されている）	
				床頭台の上のものを取ろうとしたようだ。	
				医師に報告し経過観察の指示があった。	
	10：00	妻来棟		転倒したことを説明した。（転倒後の観察記録がない）	A
	20：00			眠剤を内服した。	B
1/25	6：00	更衣状況		上衣の袖とおし介助、下位は患側介助	B
				（転倒後24時間の観察記録がない）	

図8 わかりにくいあいまいな看護記録（悪い例）

月／日	時刻	項目	#	記事	サイン
1/24	9:00	転倒発見		ベッドサイドの床に正座でいるところを、訪室のときに発	
				見する。「ベッドから降りてタオルをとろうとしたら足に	
				力が入らず尻もちをついた」と話している。殿部の発赤、	
				腫脹、痛みはない。頭部の打撲を確認すると、「頭は打っ	
				ていない」と話す。全身の皮膚変化を観察したが発赤、	
				腫脹はない。	A
				T36.6℃　P86　BP134/80mmHg	A
	9:05	○○医師に報告		転倒発見と発見時の状況の報告を行う。	A
	9:10	○○医師診察		診察時に左膝をさする動作があり、左膝 X-P 指示が出る。	A
	9:15	X-P 撮影		放射線科にて左膝の X-P 撮影を行う。移動時の痛みを聞	
				いたところ、痛みはないと言う。	A
	9:20			X-P 上骨折はしていなかったことを本人に医師から説明さ	
				れ、本人は、「良かった」と言う。	A
	10:00	転倒後の状況説明		上記について、医師が妻に説明すると、「すいませんでし	
		（妻）		た」と言う。	A
	15:00	転倒後の観察		排泄時に殿部・両下肢の観察をすると皮膚の異常はない。	
				本人に疼痛について確認すると、痛みの訴えはない。	A
	19:00	転倒後の観察		更衣時全身観察を行い、皮膚の異常はない。疼痛について	
				本人に確認すると痛みの訴えはない。	B
	23:00	巡視		眠っている。	B
1/25	6:30	転倒後の観察		更衣時に全身の皮膚観察を行うと発赤や腫脹はない。	
				疼痛について確認すると、痛みはないと言う。	B
	9:00	転倒後の観察		トランスファー時立位をとるが、痛みはないと言う。	C

図9 より適切な看護記録（良い例）

看護記録の監査

　看護記録の監査の目的は、看護記録をもとに、看護実践の一連の過程が記録されているかを調査し、妥当性と適切性を評価することです。これを共有、フィードバックすることにより、よりよい看護ケアにつながり、看護の質は向上します。

　看護記録の記載手順に沿って事実が記録され、法的証拠資料として事実が記載されているか、個別性に基づいた看護が提供でき、看護過程が展開できているかを評価します。個々のスタッフは看護記録の監査の結果についてフィードバックを受け、各自のレベルを自覚し、次の看護に活かすことを目標にします。

　当センターの看護記録の監査は、病棟内での監査と中央監査（基準記録委員会監査）を年2回ずつ、計4回実施しています。そのなかで、事故時の記録、転倒・転落の記録の監査も実施しています。

　事故発生時の看護記録の監査のポイントを図10に示します。

おわりに

　これまで述べたように、看護記録は、多職種で患者の情報を共有する大切なツールとなります。転倒・転落防止に向けて、入院時から患者のアセスメントを多職種と十分に行い、患者・家族とともに、患者の状態に合った看護計画を立案します。そして、アセスメントから実施した一連の経過を記録に残して、定期的に看護計画の評価を行い、計画を見直すことが、転倒・転落防止対策につながります。

①事故発生（発見）時は、経時記録または経過記録に代えているか。
②事故の起こった月日、時刻、場所が記載されているか。
③事故の状況は、事実（起こったこと、行ったこと、発言内容、患者の状態など）を正確に記載しているか。
④報告した医師名、時刻、内容が記載されているか。
⑤実施した治療、処置、ケアが記載されているか。
⑥事故の説明、謝罪がされた場合、
　　誰が、いつ、どのように説明したか、
　　家族、同席者の反応はどうであったか、
　　発言内容をそのまま記載しているか。
⑦患者の状況が安定するまで、経時記録もしくは経過表を用いて経過観察しているか。
⑧事実が正確に客観的に記載され、想像や憶測が書かれていないか。
⑨根拠のない、曖昧な表現（～と思われる、～のようにみえるという表現）をしていないか。
⑩記録の修正は、二本線を引いて書き改め、訂正日、時刻と訂正者のサインが記載されているか。

図10 ■ 事故発生時の看護記録の監査のポイント

引用・参考文献

1) 中川洋一ほか. 多施設回復期リハビリテーション病棟における脳卒中患者の転倒要因と転倒状況. 転倒リスクアセスメントシートの開発. Jpn J Rehabil Med. 47（2），2010，111-9.

2) 三宅祥三. 医療施設における療養環境の安全に関する研究. 転倒転落への物的対策 ver2. http://www.ns.kogakuin.ac.jp/~wwd1054/2005tentou.pdf（2018 年 6 月参照）.

3) 日本看護協会. 医療事故発生時の対応：看護管理者のためのリスクマネジメントガイドライン. 東京，日本看護協会出版会，2002. 1-13.

4) 日本看護協会. 医療安全推進のための標準テキスト. 2013. 34-5. https://www.nurse.or.jp/nursing/practice/anzen/pdf/text.pdf（2018 年 6 月参照）.

5) 日本看護協会. 看護記録および診療情報の取り扱いに関する指針. 東京. 日本看護協会出版会，2005，31.

6) 宇髙さとみほか. 転倒・転落を予防できる看護計画の立案法・記録の記載術. 看護きろくと看護過程. 22（3），2012，89-95.

7) 鈴木みずえ編. 転倒・転落予防のベストプラクティス. ベッドサイドですぐできる！. 東京，南江堂，2013，220.

8) 上田広美ほか.「生活者」としての患者が見える看護記録の書き方：簡潔でわかりやすい記録がさっと書ける！：転倒・転落を防ぐ看護記録の書き方. リハビリナース. 9（2），2016，132-44.

9) 日本看護協会. 看護記録に関する指針. 東京，日本看護協会出版会，2018.

10) 渡邊進ほか. 回復期リハビリテーション病棟での転倒予防実践－活動性アップと重大事故防止両立への実践，臨床倫理の観点も含めて. Jpn J Rehabil Med. 51（4），2014，262-6.

2 高次脳機能障害患者の看護記録

国立障害者リハビリテーションセンター病院外来・医療相談室副看護師長／脳卒中リハビリテーション看護認定看護師　**粕谷陽子**
獨協医科大学看護学部教授　**粟生田友子**

書き方のポイント

1. 高次脳機能障害は、一見では障害がわかりにくいうえに、本人が自覚していないことが少なくない。そのため、実際にどのような場面で、どのような言動が確認できたのか、ありのままに具体的に記載する。
2. 高次脳機能障害は、ほかの高次脳機能障害を合併している場合も多くあるので、高次脳機能のなかのどの機能が障害されているのか、その障害の程度がよくみえるように記載する。
3. 同じ障害（注意障害や記憶障害など）でも、症状の程度は千差万別である。個別性の高い対応が求められるため、実行した内容はチームで情報が共有でき、継続できるような表現で記載する。
4. 転倒、転落、離棟などのリスクがどの程度予測されるのか、判断しやすいように記載する。

はじめに

　高次脳機能障害は、「目に見えない障害」ともいわれ、一見何の障害もないように見えてしまうことがあります。また、本人も病識欠如のため障害に気付いていないことがあります。だからこそ、ケアをする看護師の知識や観察力、記述力、アセスメント力が問われるところだと思います。

　患者の言動など、目の前で起きている現象をありのままに記載をすることが重要です。更衣の手順、使用物品の認識の程度、物事への集中の程度や、周囲への関心、発話の程度などを具体的に記載します。そのようにすることで、患者は高次脳機能障害のなかでも、記憶障害なのか、半側空間無視があるのか、記憶障害と注意障害の重複があるのかなど、障害となっている部分のアセスメントがしやすくなります。

また、日常の会話や行動のなかから、「これは変だな」「何か違和感がある」「危ないな」と思ったことを、客観的、具体的に記載していくことが必要です。例えば、「毎回車椅子の左側だけストッパーをかけ忘れる」「毎日夕方になると家に帰ると言い出す」などです。これらを記載することで、転倒や離棟を未然に防ぐ対策につながっていきます。

　結果、先述の内容で記録がされることで、高次脳機能障害者に対して、より個別性のある対応が継続され、どのスタッフも同じようにケアを提供することができます。高次脳機能障害者にとって、かかわるスタッフが統一した対応をすることは、患者の混乱を避け、安心して療養生活やリハビリテーション（以下、リハ）が行えることにつながります。

Case 1

左半側身体失認・着衣失行患者の見守りでの更衣場面

- 患者：Ａさん、50歳代、女性。夫と２人暮らし。長男家族が近隣に在住。
- 現病歴：右皮質下出血（右頭頂葉から側頭葉にかけて出血が認められる）の発症から３週間後、急性期病院から、身体機能の向上と高次脳機能障害のリハ目的で、回復期リハビリテーション病棟（以下、回リハ病棟）へ転棟となる。
- 既往歴：高血圧、糖尿病

目標

無視側の左側を認識できて、更衣が自立できる

O-P

- 無視側の衣服の着忘れや乱れの有無
- 更衣の手順
- 無視側の見落としを指摘されたときの患者の表情や言動

T-P

- 慣れないうちは、ボタンの少ない服や、伸縮性のある服を選ぶ
- 服を平面に置いて、左右、前後を確認してから着るようにする
- 着衣後の目印を確認してもらう（ワッペン・リボンなどを付ける）
- 無視側の袖とおしや、足とおしをしていない場合は、無視側の認知を促すような声掛けをする（非無視側の手を、無視側へもっていくように誘導する）
- 上衣の更衣が自立したら、下位の更衣練習を始め、段階を踏む

E-P

- 場面ごとに適宜無視側への注意を促し、気付きの場面を増やしていく
- 無視の程度や、改善状況により、具体的な指示から、確認程度の指示に変えていく

例）①左側の袖もとおしてください

②左右の確認はできましたか

③忘れていることはありませんか

成果目標

✔ 看護師の見守りのみで、無視側の袖とおしなどを忘れずに行え、更衣が自立する

第3章 シーン・症状別の看護記録

❷ 高次脳機能障害患者の看護記録

看護記録

#1 左半側身体失認に関連した着衣失行により更衣に援助が必要な状態

❌ 悪い例 ❶

月日	#		記録
○／○ 7:00	1	S	「おはようございます。今日も体調は良いです。 あれ、小さくてここ入らないわ」
		O	更衣をするように声掛けを行った。 シャツの袖を必死に頭にとおそうとして奮闘している。 更衣の手順が間違っていた。 看護師の声掛けで、シャツの袖だと気が付き腕をとおすが、片方の袖をとおし忘れている。腕は殿部に下敷きになっている。痛みはなさそう。 昨日は、ボーッとしているふうだったが、今日は元気だった。
		A	更衣の手順でミスが多いので、その都度、修正が必要なときは支援する。
		P	継続

▼ どこが悪かった？ ▼

❶ 具体的な記述がない

「更衣の手順が間違っていた」「片方の袖」という記載があり、具体的ではありません。「更衣の手順が間違っていた」は、失行によるものなのか、記憶障害によるものなのか、環境が騒がしくて集中力が持続せず手順を間違ったのか、などさまざまなことが考えられてしまいます。

❷ 記載者の判断が記載されている

患者の行為をありのままに記載しているのではなく、「手順が間違っていた」という記載者の判断が記載されています。記載者が、客観的事実を記載する部分に判断を記載すると、その判断にあとから記録を読んだ人が誘導されてしまいます。「片方の腕」の表現も、左右どちらかを明記しないと、看護介入の方向性が変わってきますので、左右は必ず記載しましょう。

❸ 事実をありのままに伝えていない

全体的に記載者の主観的な記述が目立ち、事実をありのままに記載されていません。そのため、患者像が抽象的になっており、状況がわかりづらくなっています。

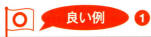

月日	#		記録
○／○ 7：00	1	S	「あれ、なんでかしら。小さくて入らないわ。 あら、これは袖だったのね。 また左側を忘れちゃったわね。気をつけないと。」
		O	更衣前に、シャツを平面にして置くと、左右の確認はできる。 シャツの袖を頭にとおす動作あり。看護師がシャツの袖であることを伝えると、それに気が付き行動を修正して右腕に袖をとおし直す。左袖は腕をとおさずに、ボタンかけをして更衣を終了する。上衣の更衣時間は2分30秒。
		A	シャツの袖を頭にとおそうとしていることから、着衣失行が考えられる。また、左腕に袖をとおさずに更衣を終了し、左腕が体の下敷きになっていても気付かないことから、左半側身体失認も考えられる。それにより、成果目標には達していない。
		P	継続。左側に注意が向かないことを自覚しているので、今後は、わかりやすい声掛けを行い、誘導しながら自立を目指していく。

記録のポイント

▶ 患者の行動をありのままに、具体的に記載する。記載により、着衣失行と左半側身体失認であることをアセスメントすることができる。

▶ 動作に見落としがあった場合、左右どちらであるか明記する。左右どちらかを明記しないと、次にケアを行うときに、看護介入の方向性が変わってくる。

▶ 自分の状況に対して、どの程度の認識であるか記載する。自分の状況に対する認識度が高いほど、半側空間無視（失認）の症状が軽減していくことが多い。程度の違いで、看護介入の方向性が変わってくる。

Case2

注意障害、半側空間無視の患者の見守りでの食事場面

- 患者：Bさん、60歳代、男性。妻と20歳代の娘、息子と同居。
- 現病歴：脳梗塞（右中大脳動脈領域に梗塞巣あり）
- 既往歴：高血圧、脂質異常症

目標

無視側の左側を認識することができて、食事が自立できる

O-P
- 無視側の食べ残しの程度
- 食べこぼしの有無と程度
- 非無視側にあるほかの患者の食事などを自分のものと間違うことがあるか
- 食事中の集中の程度
- 無視側の見落としを指摘されたときの患者の表情や言動

T-P
- 食器は無視側寄りに置く
- 食べる前に、主食・副菜の位置を一緒に確認する
- 見落としが多い場合は、途中で左右の皿を入れ替える
- トレイに目印を付け、無視側に注意が向くようにする
- 食事に集中しやすい静かな環境にする
- 食事中は適宜、無視側へ注意を促す

E-P
- 無視のあることを説明する

成果目標
✓ 無視側に注意が向くようになり、食べこぼしや食べ残しがなくなる

発症から4週間後、急性期病院から回リハ病棟へ転棟当日、看護師の見守りのもと昼食を摂取している場面。

看護記録　#2 左側への認識不足と集中力持続困難に関連した食事に援助が必要な状態

 悪い例 ❷

月日	#		記録
○／○ 12：20	2	S	「あなたのメニューはおいしそうだね。今日はいい天気だね。」
		O	食事中、隣の人に頻回に話しかけている。 話しすぎているため、手や口が止まり、食事を半分残した。 食堂を出るときに、車椅子が壁にぶつかったが、気にせず前進していた。 けがのリスクが高いと思われる。
		A	食事に集中できるようにしていく。また、壁にぶつからないように環境調整が必要。
		P	継続

▼ どこが悪かった？ ▼

❶ 左右の記載がない

「隣の人に頻回に話しかけている」「食事を半分残した」「壁に車椅子がぶつかった」とありますが、この場合も、左右の記載がありません。右側の人に話かけているのか、左側の人だけに話しかけているのか、左右どちらかに偏って残しているのかを記載する必要があります。

❷ 食事量の記載が具体性に欠ける

食事量の記載については、残っている量やその状況を具体的に記載することで、次に記録を読む人がアセスメントしやすくなります。

❸ アセスメントが客観的ではない

Oデータに、「けがのリスクが高いと思われる」と記載されていますが、アセスメントが混在しており、客観的になっていません。

◯ 良い例 ②

月日	#		記録
○／○ 12：20	2	S	「あなたのメニューはおいしそうだね。今日はいい天気だね。」
		O	食事中、同じテーブルの右側の人に頻繁に話しかけている。 看護師が食事に集中するように声を掛けると、5分程度は話すことをやめるが、すぐに右側の人に話しかけることを繰り返す。 話し出すと、食べる動作が止まる。 食事は、左側だけ残っており、食べこぼしも左側に多い。左口角より流涎があるが、拭こうとする動作はない。 食事が終わり、車椅子で自室に戻る途中に、車椅子の左側が壁にぶつかる。
		A	左側に意識が向いておらず、成果目標に達していない。意識づけを促す声掛けや表示を検討する必要がある。また、食事中は集中できるように、スクリーンの設置など環境の調整が必要である。
		P	継続

記録のポイント

▶食事中にみられる特徴的な動作を具体的に記載する。ほかの患者に話しかける、食事を左側だけ残す、車椅子の左側が壁にぶつかったなどの記載は、左半側空間無視の患者に特徴的なので、見落とさず記載していく。

▶転倒やけがなどにつながりそうな行動は記載する。そうすることで、転倒やけがを回避するためのアセスメントにつながり、早期に統一した対応ができる。

Case3

転院3日目、記憶障害患者が、看護師と一緒に病棟から訓練室へ出棟する場面

- 患者：Cさん、40歳代、男性。妻と小学生、未就学の子ども2人と同居。
- 現病歴：左被殻出血発症後、開頭血腫除去術を受け、48日後に急性期病院から、右上下肢麻痺と記憶障害のリハ目的で、回リハ病棟へ転棟となる。
- 既往歴：高血圧

目標

1. 記憶障害を認識できるようになる
2. 記憶障害による代償手段を導入できる

O-P

- 記憶障害の分類と程度
- 神経心理学的検査・評価
  *全般的記憶検査：ウェクスラー記憶検査（WMS-R）
  *言語性記憶検査：三宅式記銘力検査
  *視覚性記憶検査：ベントン視覚記銘力検査、REY図形テスト
  *日常記憶検査：リバーミード行動記憶検査（RBMT）
- 記憶障害による日常生活への影響
- 患者の言動
- 訓練に対する意欲、理解
- 代償手段の方法と活用状況
- エラーの有無と程度

T-P

- 規則正しい生活習慣をつける
- 生活環境を整理して、物品の位置を固定する
- 代償手段を選択する（メモリーノート、手帳、カレンダー、携帯電話など）
- 想起を促すための言語や、視覚的手がかりを提供する（病室の入り口に目印を付けるなど）
- 忘れたという事実をその場で認識できるようにかかわる
- エラーレスラーニング*を行う
  *新しい知識を獲得する段階で、正しい知識を習得し、できるだけ誤りがないようにすること

E-P

- 本人と家族に記憶障害について、パンフレットを用いて説明する
- 代償手段の有効性について説明する
- 代償手段の習得には、反復練習が重要であることを伝える

成果目標

☑ 記憶障害に対する訓練の必要性を理解し、代償手段を活用することができる

看護記録 #3 記憶障害に関連した記銘・保持が困難のため代償手段の活用が必要な状態

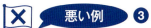

月日	#		記録
○/○ 9:00	3	S	「理学療法に行くのですか、作業療法だと思っていました。1人でも行けます、大丈夫です。」
		O	作業療法に行こうと話すと、1人で行けると言う。 しかし、理学療法を作業療法と思っていたり、間違えも多いので、まだ看護師が一緒に行くほうが安全。日付を間違っていたり、部屋も間違うことが多い。車椅子のストッパーも忘れる。
		A	忘れることが多く、部屋を間違うことも多いので、1人での行動は危険だと思われる。引き続き一緒に行動する。
		P	継続

▼どこが悪かった？▼

❶ SデータにOデータの裏付けがない

記録を読むと、Oデータから、記憶障害があることや、見当識障害もありそうなことがわかります。しかし、Sデータにそれに該当する記載が少ないため、記録上は裏付けが弱くなります。S・Oデータがリンクされていると、主観・客観的データ双方で、記憶障害などの症状がみられている裏付けになります。

高次脳機能障害は、リハビリや、人との適切なかかわりのなかで、ゆっくりと症状も改善されます。患者本人が発したことばに変化がみられていくので、Sデータとして記録に残しておくと、評価のときに症状の変化がわかりやすくなります。高次脳機能障害の患者の記録は、Sデータが、対応を考えるうえで重要なヒントになることもたびたびあります。

❷ 患者のできることが記載されていない

この記録では、患者のできなかったことばかりを記載しています。それも大事ですが、なにができていて、なにができていないのか、両方が記載されていると、より障害の程度もわかりやすくなります。

看護記録は、問題志向型システムで記載することが多くみられます。そのため、患者のできないことにばかり目を向けてしまいがちです。ぜひ、これからは、現段階でできていることにも目を向けて記録に残してください。

良い例 ❸

月日	#		記録
○／○ 9：00	3	S	「理学療法に行くのですか、作業療法だと思っていました。1人でも行けますよ、もう場所は覚えました。ところで、今日は何月ですか。昨日聞いたのにいろいろと忘れちゃって。ノートはまだ見ていません。見たほうがいいですか」
		O	出棟前に本人へ作業療法室に向かうことを伝えると、自分の記憶違いに気が付く。 理学療法室に一緒に向かうと作業療法室へ入ろうとする。声掛けにより気付く。 看護師と一緒にメモリーノートを見て、今日の日付を確認する。 メモリーノートは、訓練室に持参している。
		A	前向性健忘で、記銘や保持が困難な状態だと思われる。代償手段としてメモリーノートの認識はできているが、十分な活用まで至っていない。
		P	継続想起の部分は比較的保たれているので、エラーが出る前にヒントを伝えて、想起できるような対応をしていく。訓練部門とも連携して、メモリーノートの活用が定着できるようにしていく。

記録のポイント

▶ Sデータからも多くの情報が得られるので、具体的に記載する。S・Oデータがリンクされていると、主観・客観的データ双方で、記憶障害の症状がみられているという裏付けになる。高次脳機能障害の記録は、対応を検討するうえで、Sデータが重要なヒントになることもある。

▶ 患者が現状で、「できていること」「できていないこと」をバランス良く記載する。「できていないこと」と「できていること」を明確にして、できていることは、より実用的になるケア介入の検討をする。できていないことは、代償手段を使いながら、これまでとは違う方法で自立に近づけるかケアの検討を行う。

Case4

転棟当日、失語により、他者とコミュニケーションをとることをあきらめている場面

- 患者：Dさん、80歳代、男性。独居。遠方に息子家族がいる。
- 現病歴：アテローム血栓性脳梗塞（左中大脳動脈領域の梗塞）。発症後、点滴治療で保存的に経過観察をした。右片麻痺と運動性失語のリハ目的で、発症から17日目に回リハ病棟へ転棟となる。
- 既往歴：脂質異常症、糖尿病

目標

実用的なコミュニケーション方法を獲得することができる

O-P
- 失語の種類、程度
- コミュニケーション能力
- 発話の流ちょう性
- 標準失語症検査（SLTA）の結果
- 失語への受け止め状況
- 表情や視線の動き
- コミュニケーションツール
- 病気や治療の理解度
- 不安やストレスの有無、程度

T-P
- ゆっくりと短いことばで話す
- はっきりと明瞭に話す
- 家族や友人からの情報により、患者のサインの意味を理解する
- コミュニケーションツールを、患者とともに選択して、提供する（筆談、文字盤、パソコン、イエス・ノークエスチョン、カードなど）
- 日常でよく使う単語で話す
- 他職種（とくに言語聴覚士）と連携を図り、情報共有する
- 患者の自尊心を尊重した態度で接する

E-P
- ゆっくりと話すように説明する
- 家族にも、失語症の人の対応方法を説明する
- 言語的なコミュニケーションが図れないときは、ジェスチャーや描画などを使うことを説明する

成果目標

✓ 自分の意思を伝達できる、実用的なコミュニケーションをとることができる

看護記録　#4 運動性失語に関連した言語的コミュニケーション障害により援助が必要な状態

✗ 悪い例 ❹

月日	#		記録
○/○ 16：30	4	S	「れなか……か…ゆ…………う…い。」
		O	息子家族と話しているが、聞き取りにくい。なにかを訴えているがわからず。息子が紙を出したが、患者は首を振っている。怒っている感じ。失語症検査は今後予定されている。
		A	聞き取りにくく、家族とコミュニケーションがとりにくい。今後の対応を検討する。
		P	継続

▼ どこが悪かった？ ▼

情報が少なく、ケア介入の検討の判断がむずかしい

　失語は運動性失語、感覚性失語など障害の部位によって、タイプが異なります。入院直後、どの失語のタイプであるか判別するのはむずかしいかもしれません。しかし、記録にありのままを記載されていれば、徐々に失語のタイプもつかめてきます。この事例では、情報が全体的に少なく、今後のケア介入を検討するうえで判断がむずかしくなります。話し方の特徴、表情、ジェスチャーなど観察した情報は、具体的に記載をすることが重要です。

◯ 良い例 ❹

月日	#		記録
○/○ 16：30	4	S	「れなか……か…ゆ…………う…い。か……う…い。」
		O	発話は非流ちょうである。息子の問いかけに対しては、うなずきや首振りで答えている。息子が何度か聞き返すと、徐々に眉間にしわが寄り発話が少なくなる。 健側左腕は、背中に回して動かしている。 筆談を試みて紙を渡すが、首を振って紙を受け取らない。
		A	左中大脳動脈領域の梗塞であり、発話が非流ちょうで言語理解が比較的良好であることから、運動性失語が考えられる。現在は実用的なコミュニケーションには至っていない。今後、残存能力を活かし、訓練を進めるとともに、適したコミュニケーションツールの獲得に向けて検討していく必要がある。
		P	継続

記録の ポイント

▶話し方の特徴、表情、ジェスチャーなど、観察した情報は具体的に記載をする。失語のタイプを判断する情報として重要。発話の流ちょう性や言語理解の程度、患者の表情や動作をしっかり観察して、記載する。

Case5

感情を適切にコントロールできず、周囲との関係性を構築できない場面

- 患者：Eさん、40歳代、女性。夫と中学生の娘がいる。
- 現病歴：くも膜下出血（左中大脳動脈の動脈瘤破裂）。発症後、クリッピング術を受けた。術後21日目にICUから一般病棟に移ったころより、医療スタッフに対して、暴言・暴力が続き安静が守れなくなっている。
- 既往歴：会社の健康診断で6年前から高血圧を指摘されていたが、放置していた。

目標

1. 状況判断ができ、感情コントロールができるようになる
2. いらだちの回数が減る

O-P
- 表情・言動
- いらだちの表情をするときの状況（怒りの原因）
- 感情の爆発の有無と程度
- 感情の爆発時の、他害・自傷行動の有無と程度
- 医療スタッフ介入後の反応
- 病棟内外での患者の言動に違いがみられるか
- 神経心理学的検査結果

T-P
- いらだちの原因となるものや人に接触しない環境に調整する
- いらだっているときは、関係のない話題へ変え、対応するスタッフも変更する
- いらだっているときは、刺激の少ない場所へ移動する
- 感情の爆発があったときは、タイムアウトをして、その場を離れる
- スタッフや家族の介入で、感情を抑えることができたときは、その行動に対して賞賛する

E-P
- いらいらすることがあっても、すぐに怒らないように説明をする
- 感情を爆発させることは、自分も相手も傷つけてしまうことを説明する
- 家族にも、脳に損傷を受けたことによって感情コントロールが不良であり、環境やかかわり方で、状況も変わることを説明する
- 家族に、いらだちのとき、感情の爆発のときの対応方法を説明する

第3章 シーン・症状別の看護記録

❷ 高次脳機能障害患者の看護記録

成果目標

✓ 環境調整により感情のコントロールができるようになり、怒ることがなくなる

看護記録 #5 脳損傷により感情のコントロールが困難なため援助が必要な状態

❌ 悪い例 ⑤

月日	#		記録
○／○ 18：30	5	S	「みーちゃんは。みーちゃんをどこにやった？ おまえらみんな共犯だな。ふざけるな、帰らせろ」
		O	夫と娘の面会あり。 大きな声を出している。家に帰ると言ってベッド上で立ち上がっている。 制止するスタッフに噛みつく行為あり。 安静を保つことを本人に説明するが、無視する。
		A	たびたび大声を出し、感情のコントロールができていない状態。引き続き、怒りの原因を探っていく。対応にも注意する。
		P	継続

▼ どこが悪かった？ ▼

怒りの原因の記載がない

　この記録の場合、おおむね起きている状況をそのまま記載していますが、怒りの原因として考えられることの記載に関して、情報が取りきれていません。怒りの原因となったことを、家族に確認して、思い当たることを記載していきます。何度かいらだちや感情の爆発が起きると、徐々に傾向がつかめてきます。記録を残すことで、いらだちの原因がつかめ、対策へとつながっていきます。

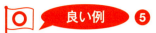

良い例 ❺

月日	#		記録
○/○ 18:30	5	S	「みーちゃんは。みーちゃんをどこにやった？ おまえらみんな共犯だな。ふざけるな、帰らせろ」
		O	夫と娘の面会あり。家族と会話をしていると、急に大きな声を出し始める。家に帰ると言い、ベッドで立ち上がっている。 制止するスタッフに噛みつく。安静を保つことを本人に説明するが反応がない。 家族に怒り出した原因を確認すると、家で飼っている猫の話をすると、「みーちゃんに会いたい」と言い、家に帰る支度を始めたとのこと。
		A	かわいがっている猫に会いたい気持ちが抑えられず、感情の爆発につながったと思われる。まだ自ら感情のコントロールを行うことは困難である。
		P	継続。今後、猫の話題は控えるように家族にも説明をしていき、安静と安全が保てるように環境配慮を行っていく。

記録のポイント

▶怒り出したときの状況、環境、話題、人のかかわり方を詳細に記載する。患者は、脳損傷をきたして3週間しか経っていない。安全に入院生活、リハビリが行えるように、怒りの原因となるものを早期から把握し、除去していく必要がある。記録に残し、皆で統一したかかわりをすることが、いらだちの回数を減らしていくことにつながる。

まとめ

　高次脳機能障害には3つの特徴があります。①外見上は障害が目立たない、②本人自身も障害を十分に認識できていないことがある、③障害は診察や入院生活よりも、在宅での日常生活や社会活動（職場、学校、買い物、交通機関の利用や役所・銀行での手続きなど）の場面で出現しやすい[1]ことです。

　言語、記憶、理解、判断、注意、学習のそれぞれの機能のなかから、入院中にできる部分とできない部分を明らかにして、できない部分の代償手段を考え、できるところはさらに伸ばしていき、社会生活へ戻る一歩にしていきます。

　高次脳機能障害は、症状が千差万別であるため、個別性の高いかかわりが求められます。そのため、その人に合った、個別性の高いケアプランを立案していくことが重要になります。患者にかかわるスタッフすべてが、統一した介入を行うことにより、患者が不必要な混乱を

起こすことを避けることができます。

　そのためにも、患者の症状や言動、表情、そして対応したスタッフのかかわり方を具体的に記述する必要があります。記録を一目見れば、患者１人ひとりの今の状況や、今後の自立（自律）に向けた対応策が明確になっていくことを目指しましょう。

引用・参考文献

1) 本田哲三編. 高次脳機能障害のリハビリテーション：実践的アプローチ. 第２版. 東京, 医学書院, 2011. 1.
2) 神奈川県総合リハビリテーションセンターほか. 脳血管障害による高次脳機能障害ナーシングガイド. 改訂版. 愛知, 日総研出版, 2005, 494p.
3) 粟生田友子編. リハビリ病棟の標準看護計画 35：アセスメントの視点がわかって看護の質がアップする！. リハビリナース秋季増刊. 大阪, メディカ出版, 2015, 251p.
4) 江藤文夫ほか. 高次脳機能障害のリハビリテーション Ver.2. CLINICAL REHABILITATION 別冊. 東京, 医歯薬出版, 2004, 312p.
5) 石川ふみよほか. 高次脳機能障害をもつ人へのナーシングアプローチ. 東京, 医歯薬出版, 2013, 200p.
6) 矢田昭子ほか. 基準看護計画：臨床でよく遭遇する看護診断, 潜在的合併症と基準看護計画. 第２版. 東京, 照林社, 2012, 437p.

3 認知症患者の看護記録

NTT東日本伊豆病院回復期リハビリテーション病棟看護主任／認知症看護認定看護師　中村美鈴

はじめに

　認知症患者は記憶障害、見当識障害や遂行機能障害などの中核症状だけでなく、行動・心理症状（BPSD）もあわせもっていることもあり、進行性の疾患であることも含めると千差万別の症状をもっています。

　うまくものを覚えられない、考えがまとまらない、目の前のものがなにかわからない、どうしたらよいかわからない、などの障害がみられ、訴えが少なかったり、または、多様な訴えがあることなどから、なにが起こっているのか判断することが困難になります。そのため、痛みや違和感などを自分のことばで的確に訴えることができないことがあり、食欲やしぐさなど日常生活のなかで、身体的な観察とともに、声を掛けたときの反応、表情や訴えの変化、睡眠状態、落ち着きなど、細やかな観察で「いつもとはどこかが違う」という、看護師や介護者の気づきが疾病の早期発見につながります。

　また、それまでの生活や価値観なども症状に影響してきます。そのため、一見普通でないと思われることでも、認知症患者にとってはこれまで続けてきた習慣である場合もあります。このことから、認知症患者にとって普通のことがどのような状態であるのかを知っている必要があります。異常を見つけることばかりに注目せずに、その患者にとって普通の状態を把握するための情報収集をする必要があります。

　そして、認知症ケアの質を高めていくには、チームでのケアアプローチが必要となるため、患者の変化や状態、情報を共有できる看護記録が重要となります。

　認知症患者の状態変化に気づくための観察点としては、**表1**のようなものがあります。

　これらの観察点に注意しながら、認知症患者の日々の状態を看護記録に残していきます。状態の変化があったときにはその変化を具体的に記録し、本人が言語により表現できない場合は、表現していると思われる行動や行為をありのままに示し、その行為を看護師がどのようにアセスメントしたかを記録していきます。

　また、家族がどのように現状を受け止めているのか、今後の生活をどのように考えているのかも、意思決定を支援するための重要な情報となります。認知症患者の状態変化に揺れ動く家族の思いに合わせたケアを行っていくためにも、多職種で情報共有できるように、わかりやすいことばで記録することが必要です。

表 1　認知症患者の観察点

	項目	観察内容
①	態度	態度がふだんと変わっていないか
②	表情	暗い顔や無表情になっていないか
③	服装	清潔にしているか、状況（季節や目的）に合っているか
④	行動	徘徊や常同行動などがみられていないか
⑤	言語の理解	言葉で正しくコミュニケーションが取れているか
⑥	記憶障害	記憶力の程度、日常のことを覚えているか
⑦	見当識	時間や場所を正しく理解しているか、その場に対して安心感をもっているか
⑧	注意力	周囲に注意を向けられるか、危険な行動はしていないか
⑨	判断	ものごとの判断が自分でできるか
⑩	感情	イライラしたり、不安になったりしていないか
⑪	意欲	食事やレクリエーションなどに意欲はあるか

　認知症患者の言動には、理論的ではないことや、援助者の精神的負担となることなどがありますが、認知症患者の看護をするうえで、その人の尊厳を大切にして対応することが重要です。

　認知症患者の理解度に合わせて表現を変えたり、本人の意思を尊重したケアを選択してもらうようにしますが、このケアを提供するまでの経過を明確に表現します。認知症患者にどのように説明し、本人がどのように理解して意思表示をしたかを記録に残すことで、本人の意思決定に沿った看護ケアが提供できたことを、共有することができます。

　さらに、認知症患者が意思表示がむずかしくなったときには、本人の希望される看護ケアの判断指標にもなりますので、看護記録に書く場合、不適切な表現とならないように注意し、状況を正しく伝えるようにします。

　では、認知症患者の看護記録の書き方を事例をとおして示します。

Case 1

骨折したことを忘れてしまったアルツハイマー型認知症患者

- 患者：Ａ氏、80歳代、女性、夫と2人暮らし。
- 現病歴：5年前からもの忘れがみられ、2年前からは家の外に出ることを嫌がるようになり、1年前から家のなかを徘徊するようになった。今回、家のなかで転倒し、右大腿骨頚部を骨折したため、人工骨頭置換術を受け、リハビリテーション（以下、リハ）目的にて転院。
- 既往歴：脂質異常症、高コレステロール血症
- 入院時の状態：ADLは、起居動作と端座位は自立していたが、手すりを持って移乗するとふらつきがあり、歩行しようとすると膝折れしてしまう状態。
- 認知症高齢者の日常生活自立度：Ⅲa。ナースコールの必要性も使い方も理解できない。落ち着かなくなると歩き出しそうになる。
- 全体像：認知症の記憶障害や見当識障害の影響で、右大腿骨頚部を骨折して手術をしたことや、それによって歩行が不安定になっていることを理解できていない。そのため、入院の必要性や現在歩行がむずかしいことを認識できない状態。リハにより安全な歩行ができるようになるまでは、環境を整え、安全に過ごせるよう対策をしていく必要がある。

看護目標

環境に慣れ、安全に入院生活を送ることができる

O-P	T-P	E-P
● 認知障害の有無と程度 ● 歩行、立ち上がりの状態（ふらつきの有無） ● 精神、行動の状態（落ち着きがない、イライラしているなど） ● 杖、歩行器などの補助具の使用状況	● 自宅で本人が気に入っているものを用意する ● 忘れないために行っている方法を継続する ● ベッドサイドや廊下の環境整備 ● 必要時、離床センサーなどの使用	● ふらつきがあるときは無理に歩行しないように説明する ● 理解が乏しい場合、大きな字で見えるところに表示する

成果目標

✓ 必要時にナースコールを押して援助を求めることができる

第3章　シーン・症状別の看護記録　❸認知症患者の看護記録

看護記録　#1 急性混乱リスク状態

 悪い例 ①

日時	#		記録
○/○ 17:00	1	S	「私は転んでなんていないわよ。なんで監視するのよ。」
		O	入院後、看護師はナースコールの説明をしたが、Aさんは認知症があり<u>何度言ってもわからない</u>ので、センサーマットを設置した。Aさんのセンサーマットが作動し看護師が訪室すると、<u>勝手に</u>起き上がろうとしていた。Aさんに看護師が介助を申し出ると「なにがなんだかわからない」と<u>わめく</u>。看護師が「骨折をしているのでお手伝いします」と伝えるが、上記の内容を<u>怒鳴り散らして</u>くる。
		A	認知症があるため自分の状態を理解できないので、転倒や離院する前に抑制を検討していく。また、介助には拒否があるため<u>監視する</u>。
		P	危険行動の有無を確認する。 本人に気づかれないように陰から見守る。

▼ どこが悪かった？ ▼

❶ 人権的な問題や人格にかかわる表現がある

「何度言ってもわからない」という表現は、具体的な看護の介入方法や回数を記載しないで、一方的に患者の理解がないと表現しており、人格を否定した記載となります。患者の状態や性格に関して否定的な表現をすることは、人権侵害にもあたります。具体的にいつ、何回、どのような介入をしたのかを明記し、それに対する患者の反応を記載しましょう。

❷ 客観性に乏しく、誤解をまねきやすい表現になっている

「勝手に」という表現には、自分に都合のよいように行うことや、わがままといった意味があります。説明した結果を患者の責任にしてしまっています。看護師の主観や憶測、決めつけによる表現をすることは、現状を正確に伝えることができず、誤解をまねくおそれがあります。説明の時期やその回数と患者の行動との関連性がわかるように記載をします。または、説明どおりの行動を患者が行っていない場合には、看護師の説明が十分でない場合があることも含めて記載します。

「わめく」や「怒鳴り散らす」という表現には、"大きな声で叫ぶ"や、"あたりかまわず大声を張り上げて言う"といった意味があります。記載者の感情が入った表現であり、適切ではない記載になっています。患者の反応や言動は、客観的に記載することが必要です。

❸ 医療者が優位であるかのように感じさせる表現がある

「監視する」とは、見張ることを意味します。権威や権限を表す用語を使用することで、

医療者が優位であるかのように感じさせてしまう表現になっています。「見守る」や「観察する」などの表現のほうが適切です。

良い例 ❶

日時	#		記録
○／○ 17：00	1	S	「私は転んでなんていないわよ。なんで監視するのよ。」
		O	入院後、看護師はベッドから動くときにはナースコールするように説明を行ったが、その後Aさんからどうしたらよいかとの確認が3回あった。確実にナースコールができることを確認できるまで、安全対策のためセンサーマットを設置した。 Aさんのセンサーマットが作動し、看護師が訪室すると、起き上がろうとしていた。Aさんに看護師が介助を申し出ると「なにがなんだかわからない」と訴える。看護師が「骨折をしているのでお手伝いします」と伝えるが、上記の内容を大きな声で話される。
		A	認知機能の低下により、骨折術後で入院していることを理解することがむずかしい。本人が落ち着いて入院生活を送ることができるように、なじみの環境を整えるとともに、患者との関係を築いていく必要がある。また、落ち着いて生活できるまでは言動の観察を行う。
		P	本人が自宅で気に入っている、身の回りに置いている物を用意してもらう。 本人と会話をする機会を設け、なじみの人に慣れるよう関係を構築する。

記録のポイント

▶人権や人格にかかわる表現をしない。
▶客観性に乏しい記載と、誤解をまねきやすい表現はしない。
▶医療者が優位であるかのように感じさせる表現をしない。

Case2

脳梗塞発症後の認知症のある患者の排泄介助

- 患者：B氏、70歳代、男性。妻と長女夫婦と同居、元会社社長。
- 現病歴：数年前まで従業員を数十名抱えた会社の社長をしていた。入院前、もの忘れはあったが日常生活は自立できていた。身なりもしっかり整えており、失禁もなく布パンツを使用していた。発症後、記憶障害と見当識障害がみられるようになった。失禁がみられるため、オムツを着用していた。
- 既往歴：糖尿病、高血圧
- 入院時の状態：生活に影響のある麻痺はみられず、起居・移動・歩行動作は安定して行えていた。トイレでの排泄動作も自立していた。
- 認知症高齢者の日常生活自立度：Ⅱb。病室やトイレの位置を覚えることができない。ナースコールでは理解できなかったが、呼び鈴と表示すると理解できた。「スリッパを履かない」と説明するとうなずくが、履いていた。スリッパの絵に大きく「×」を描いたイラストで説明し、ベッドサイドに置いておくと、スリッパは履かなくなった。
- 全体像：基本的な身体の動きは、脳梗塞の影響をほとんど受けていない状態。しかし、排泄の失敗はみられている。記憶障害や見当識障害の影響が考えられるが、それ以外にもこれまで責任ある立場で過ごしていたことから、自尊心が高く自立心もあり、排泄の援助を受けることに抵抗を感じている可能性も考えられる。排泄の失敗は本人の自尊心を低下させる大きな要因となるため、排泄の失敗をなくすための介入を検討していく必要がある。

看護目標

トイレで排泄することができる

O・P	T・P	E・P
●排泄のタイミング（入院前と入院後） ●排泄前・後の本人の言動 ●尿意の有無 ●飲水量とタイミング ●認知機能の評価	●排泄誘導を行う ●本人の希望に沿った排泄方法を一緒に検討する ●排泄行動のできることとできないことを明確にして、できないことを援助する	●記憶障害や見当識障害の程度に合わせた環境を整える ●家族へ協力を得られるよう、状況を説明するとともに、援助方法を指導する

成果目標

✔ トイレの場所がわかる

看護記録 　＃2 排泄セルフケア不足

❌ 悪い例

日時	#		記録
○/○ 10：00	2	S	「おしっこをしたいってわかるよ。でも、するところがないんだよ」
		O	病棟の廊下をうろうろしているところを発見。声を掛けると、落ち着きのない言動をする。確認すると、リハビリパンツ内に失禁している。本人へ尿意を確認すると「わかっている」とは言う。
		A	認知症のため排泄の失敗があるので、援助する。
		P	オムツの確認

▼どこが悪かった？▼

❶ 排泄の自立へ向けた介入が検討されていない

　排泄は、人間が生活するうえで必要不可欠な生理現象です。排泄介助は、看護においてもっとも重要なケアの1つといえます。しかし患者は、他人の手を借りて排泄することを「恥ずかしい」「情けない」と感じてしまうものです。患者の尊厳を傷つけないように配慮したケアを検討する必要があります。本人の「できないこと」と「できること」はなにかを、アセスメントして介入方法を検討します。

❷ 排泄の失敗の原因を検討していない

　記憶障害や見当識障害のある場合、尿意の有無だけが排泄の失敗の原因ではないことが多くあります。記憶障害は、ほぼすべての認知症患者にみられる症状です。記憶障害によって新しいことを覚えることができないことが考えられます。

　現在の記憶障害に関してアセスメントするためには、「今日のお昼はなにを食べましたか」「昨日はなにをしましたか」など、最近あった世間話をすることで意図的に聞き出してみることが必要です。

　また、見当識障害のある認知症患者は、時間の見当識障害があると夜中に起きて出かけようとしたり、場所の見当識障害があると、病院であることがわからずに混乱することもあります。現在の見当識障害に関してアセスメントするためには、まず、時間と場所についての見当識を尋ねます。これらの情報をもとに、排泄の失敗に、記憶障害や見当識障害が影響を

与えていないかを検討する必要があります。

❸ 具体的な行動を記載していない

　認知症患者は、ことばで思いを伝えることがむずかしい場合があります。そのときに指標となるのが、本人の行動です。どのような行動をしているときに、排泄がしたいと思っているときなのか、または、失敗してしまってどうしてよいかわからないときなのか、という情報を、ほかのスタッフと共有するためにも、行動を具体的に記載することが重要になります。

○ 良い例 ❷

日時	#		記録
○/○ 10:00	2	S	「おしっこをしたいってわかるよ。でも、するところがないんだよ。」
		O	病棟の廊下を左右を見ながら行ったり来たりしているところを見かける。声を掛けると、周りを見回しながらも口ごもる。ズボンの上からお腹を押さえるしぐさが見られたため、トイレへ誘導して確認すると、リハビリパンツ内に失禁している。トイレ内での排泄動作はできる。新しいリハビリパンツを渡すと、自分で交換することができる。本人へ尿意を確認すると、尿意はあるが、する場所がわからないとの返答あり。
		A	記憶障害と見当識障害のため、トイレの場所がわからないことにより、排泄の失敗をしている可能性が考えられる。簡単な活字やイラストは理解できるため、トイレへの表示をすることで、トイレの場所を認識できるか評価していく。
		P	トイレの表示を行う。 迷っている姿が見られたときには、さりげなく声を掛け、誘導していく。

記録のポイント

▶排泄の自立へ向けた介入について記載する。
▶排泄の失敗の原因を検討して記載する。
▶患者の具体的な行動を記載する。

まとめ

　認知症患者を継続的に観察し、変化に対応するためには、日ごろから患者の言動に注意を払い、その言動に対してアセスメントしていく必要があります。事実を看護師がどのようにアセスメントしたかを、継続的に看護記録に記載することで、より良い認知症看護につながるため、認知症患者の看護ケアにおいて、看護記録は重要な役割を果たします。

引用・参考文献

1) 公益社団法人日本看護協会編. 認知症ケアガイドブック. 東京, 照林社, 2016, 336p.
2) 都立病院看護部科長会編. 適切で効率的な書き方がわかる看護記録パーフェクトガイド. 東京, 学研メディカル秀潤社, 2013, 177p.

4 ADLの変化をとらえる看護記録

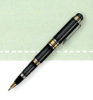

順天堂大学医療看護学部成人看護学助教　瀬尾昌枝
獨協医科大学看護学部教授　粟生田友子

はじめに

　回復期リハビリテーション（以下、リハ）は、積極的なリハにより患者のADLの改善を目指す時期です。看護では、再発予防と合併症管理とともに、患者が、その人らしい生活を取り戻すための支援が必要となります。そのため、日常生活を構成する行為である食事・排泄・移動をはじめとした、ADLに対する援助は重要です。

　ADLは単なる動作ではなく、それぞれ計画し、遂行状況を判断し、修正する総合的な活動です。その人が日々暮らす生活環境のなかで、なにをどのくらいできるのか、なにがどのように不自由なのかを看護問題としてとらえて援助することが必要となります。

　日本看護協会による看護記録に関する指針では、看護記録の目的の1つに、看護実践の一連の過程を記録することにより、専門的な判断をもとに行われた看護実践を明示するとあります[1]。ADLに関する看護問題に対し、看護の視点で、動作だけでなく心理・社会面を含めどのように援助・判断し、その結果、ADLが変化しているのかを記録することは重要となります。

　ADLについて看護記録に記載するときは、できない部分の行動や反応に注目するのではなく、できる部分の行動や反応をとらえ、できないときとの違いがなにかを見ていくことで、ADLの変化がとらえやすくなります。

　多職種と共通に使えるADLを評価するための代表的な指標として、バーセルインデックス（Barthel Index：BI、**表1**）[2,3]と機能的自立度評価表（functional independence measure：FIM、**表2**）[4]があります。

　FIMはBIと比較して、①細かい変化や介護量をとらえることができる、②能力としての「できるADL」ではなく、生活のなかで「しているADL」の評価ができる、③認知項目の評価ができる、④評価を患者・家族と共有できる[5]などの理由から、実際に活用し看護記録に記載している施設も多いと思います。このような指標を活用しながら記録をすることで、病棟でのADLにかかわる生活場面でのADLについて、多職種と効果的に情報共有ができるようになります。

表1 バーセルインデックス（BI）（文献2をもとに作成、飯島節訳／文献3より一部改変）

食 事	10：自立。必要に応じて自助具を使用して、食物を切ったり、調味料をかけたりできる 5：食物を切ってもらう必要があるなど、ある程度介助を要する 0：上記以外
車椅子と ベッド間の移動	15：移動のすべての段階が自立している（ブレーキやフットサポートの操作を含む） 10：移動の動作のいずれかの段階で最小限の介助や、安全のための声かけ、監視を要する 5：移動に多くの介助を要する 0：上記以外
整 容	5：手洗い、洗顔、整髪、歯磨き、ひげそりができる 0：上記以外
トイレ	10：トイレ動作（便器への移動、衣服の始末、拭き取り、水洗操作）が介助なしにできる 5：安定した姿勢保持や衣服の着脱、トイレットペーパーの使用などに介助を要する 0：上記以外
入 浴	5：すべての動作を他人の存在なしに遂行できる（浴槽使用でもシャワーでもよい） 0：上記以外
平地歩行	15：少なくとも45m、介助や監視なしに歩ける（補助具や杖の使用は可。車輪つき歩行器は不可） 10：最小限の介助や監視下で少なくとも45m歩ける 5：歩行不可能だが、自力で車椅子を駆動し少なくとも45m進める 0：上記以外
階段昇降	10：1階分の階段を介助や監視なしに安全に上り下りできる（手すりや杖の使用は可） 5：介助や監視を要する 0：上記以外
更 衣	10：すべての衣服（靴のひも結びやファスナーの上げ下ろしも含む）の着脱ができる（治療用の補装具の 着脱も含む） 5：介助を要するが、少なくとも半分以上は自分で、標準的な時間内にできる 0：上記以外
排便 コントロール	10：随意的に排便でき、失禁することはない。坐薬の使用や浣腸も自分でできる 5：時に失禁する。もしくは坐薬の使用や浣腸は介助を要する 0：上記以外
排尿 コントロール	10：随意的に排尿できる。必要な場合は尿器も使える 5：時に失禁する。もしくは尿器の使用などに介助を要する 0：上記以外

注）代表的なADL評価法である。100点満点でも1人住まいが可能というわけではない。

表2 機能的自立度評価表（FIM）（文献4より一部改変）

		評価項目		評価内容	点 コメント
運動項目	セルフケア	A. 食事		咀嚼、嚥下を含めた食事動作	
		B. 整容		口腔ケア、整髪、手洗い、洗顔など	
		C. 入浴		風呂、シャワーなどで首から下（背中以外）を洗う	
		D. 更衣（上半身）		腰より上の更衣および義肢装具の装着	
		E. 更衣（下半身）		腰より下の更衣および義肢装具の装着	
		F. トイレ動作		衣服の着脱、排泄後の清潔、生理用品の使用	
	排泄コントロール	G. 排尿管理		排尿の管理、器具や薬物の使用を含む	
		H. 排便管理		排便の管理、器具や薬物の使用を含む	
	移乗	I. ベッド・椅子・車椅子		それぞれの間の移乗、起立動作を含む	
		J. トイレ		便器へ（から）の移乗	
		K. 浴槽、シャワー		浴槽、シャワー室へ（から）の移乗	
	移動	L. 歩行／車椅子		屋内での歩行	
		＊主な移動手段		屋内での車椅子移動	□車椅子　□歩行
		M. 階段		12〜14段の階段昇降	
認知項目	コミュニケーション	N. 理解		聴覚または視覚によるコミュニケーションの理解	
		O. 表出		言語的または非言語的表現	
	社会的認知	P. 社会的交流		他患者、スタッフなどとの交流、社会的状況への適応	
		Q. 問題解決		日常生活上での問題解決、適切な判断能力	
		R. 記憶		日常生活に必要な情報の記憶	
				合計点	/126

採点基準		介助者	手出し	評価内容
7点	完全自立	不要	不要	
6点	修正自立	不要	不要	時間がかかる、補助具が必要、安全性の配慮
5点	監視・準備	必要	不要	監視、指示、促し
4点	最小介助	必要	必要	75%以上自分で行う
3点	中程度介助	必要	必要	50%以上、75%未満自分で行う
2点	最大介助	必要	必要	25%以上、50%未満自分で行う
1点	全介助	必要	必要	25%未満しか自分で行わない

視点1：ADLの「できる」に着目して書く。なにがどうできているのか、複雑な日常生活活動を分解してみる

　片麻痺患者にとって移乗動作は、「起居動作」「座位」「立ち上がり」「着座」の動作を合わせた複合動作です。移乗動作を獲得することでベッドから離れた生活が可能となり、精神活動やQOLの改善につながります。

　しかし、移乗動作は方法を誤ると、転倒や転落につながる危険な行為ともなります。回復期では、リハによりADLが改善して活動範囲が拡大する反面、以前とは違い、思うように動かない身体であることや、1人で動きたいという不安や悩みと患者が向き合う時期でもあります。その時々の患者の能力・障害を把握し、状態に合わせた介助が必要となります。

Case1

片麻痺患者の車椅子への移乗の場面

- 患者：Ａさん、40歳代、男性。
- 現病歴：1カ月前に左中大脳動脈領域脳梗塞を発症し、右片麻痺、感覚障害がある。右片麻痺は上下肢ブルンストローム・ステージ（Brunnstrom stage）Ⅲ、右上肢感覚障害中等度～重度鈍麻がある。現在ベッドから車椅子への移乗・移動動作は可能だが、体幹バランスが不安定なときがあることと、麻痺側へ十分な配慮ができないことから、転倒・転落のリスクがあり、見守りを行っている。

目標

転倒・転落を起こさない

O-P	T-P	E-P
● 移乗動作の自立度	● 患者が移乗しやすい位置に車椅子を設置する	● 転倒・転落のリスクがあることを説明する
● 体幹バランス	● 移乗動作が不安定な場合は介助する	● ベッド⇔車椅子の移乗方法を説明する
● 麻痺側へ注意を向けることができているか	● 安全に車椅子操作ができない場合は介助する	● 車椅子の操作方法を説明する
● 車椅子の操作はできているか		
● 転倒・転落のリスクについての認知と理解の程度		

第3章　シーン・症状別の看護記録　❹ ADLの変化をとらえる看護記録

> **成果目標**

☑ 見守りのもとベッドから車椅子へ安全に移乗することができる

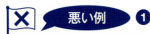

日時	#		記録
○月×日 □時△分	転倒・転落リスク	S	「傾いていましたか。 つい忘れてしまう。気をつけます。」
		O	ベッド上端座位から車椅子への移乗時、右側へふらつきがみられた①。車椅子へ移乗後、右手が車椅子のハンドリムと、後輪の間に挟まった状態で車椅子を駆動しようとしたため、Aさんに指導した②。
		A	転倒するリスクあり、また車椅子の操作が不十分のため援助が必要。
		P	継続

▼ どこが悪かった？ ▼

詳細な記録が乏しい

　この事例は、発症後1カ月程度が経過し、在宅生活に向けて活動範囲を拡大中の患者です。体幹バランスが不安定で、右上肢の感覚障害もあり、麻痺側へ配慮が十分にできないため、安全に車椅子へ移乗、車椅子での移動動作の自立を目指しています。

　下線①は、体幹バランスの不安定さを表現していますが、立ち上がり動作のときにふらつきが生じたのか、立ち上がり後、車椅子へ座るための回転動作のときにふらつきが生じたのか、どのような状況でふらつきが生じたのかわかりません。また、どのような動作を行った結果、ふらつきが生じたのかもわかりません。

　下線②は、患者に対して援助したことを記録していますが、実際にどのような援助を行ったのかがわかりません。実際に行った援助とその結果を具体的に記入することで、患者の状態の変化がわかるだけでなく、より良い援助方法を導き出す情報となり、看護計画、援助の評価にもつながります。

良い例 ❶

日時	#		記録
○月×日 □時△分	転倒・転落リスク	S	「傾いていましたか。 つい忘れてしまう。気をつけます。」
		O	ベッド上端座位から車椅子への移乗時、左手はベッド柵を握っていたが、上体を前傾にしないまま立ち上がり、右側へふらつきがみられる。車椅子へ移乗後、姿勢の保持はできているが、右手が車椅子のハンドリムと後輪の間に挟まった状態で車椅子を駆動しようとしたため、Aさんと車椅子乗車後の確認事項を一緒に確認する。 確認中、上記の発言があり、右手を腹部に前に置く。確認後、車椅子を駆動する。乗車中は姿勢の保持はできている。
		A	患者自身による車椅子への移乗、車椅子使用時の安全確保が十分にできておらず、成果目標達成には至っていない。
		P	継続

記録の ポイント

視点1：背景にある次のデータを明確に！

▶動作メカニズムを分析する。

▶そのときの看護師のアセスメントを書く。

▶患者の反応を書く。

視点2：記述だけでなく、共通理解できる指標や数値で ADL をとらえる

Case2

片麻痺患者の浴槽への出入り場面

● Bさん、50歳代、男性。

● 現病歴：左被殻出血により右片麻痺、重度の感覚障害、運動性失語、注意障害がある。右片麻は、ブルンストローム・ステージ上肢Ⅳ、下肢Ⅵ。現在、浴槽の出入りの自立を目指し、作業療法士（以下、OT）と連携し援助している。

第3章　シーン・症状別の看護記録

❹ ADLの変化をとらえる看護記録

目標
浴槽への移乗が安全にできる

O-P
- 運動障害、感覚障害の程度
- 浴槽への出入り動作
- 入浴動作への意欲

T-P
- OTと連携し患者が浴槽へ出入りしやすい位置にバスボードを設置する
- 浴槽への出入り動作ができない場合は介助する

E-P
- 浴槽への出入り方法について説明する

成果目標
✓ 見守りのもとバスボードを用いて浴槽の出入りができる

看護記録

 悪い例 ❷

日時	#		記録
○月×日 □時△分	移乗能力障害	S	「足を入れてもらえますか。」
		O	浴槽への出入りを見守る。浴槽への出入りの際、右足の出し入れができず①、右足を浴槽に入れるのを介助した②。そのほかの入浴動作は自立している。
		A	浴槽への出入りができないため介助が必要である。
		P	継続

▼ どこが悪かった？ ▼

だれにでも共有できる指標がない

　Bさんは自宅への退院を目指し、ADLのほとんどは自立していましたが、浴槽の出入りが1人でできない状態でした。そのためOTと連携し、バスボードを用いて浴槽の出入りに対する援助を行っている患者です。

　下線①の書き方では、右下肢を浴槽に入れることができなかったことはわかりますが、どのような状況で、どのような行動をとったうえでできなかったのかがわかりません。例えば、下肢の上がりであれば、何cm、角度など誰にでも共有できる指標や、補助動作や補完的な

動きがどのように行われているのか、の記録があるとわかりやすくなります。

　また、この患者は、OT によるバスボードを用いた浴槽への出入りの訓練を受けています。患者の現状把握だけでなく、浴槽の出入りを阻害していることについて具体的に記録されていると、対策を考える手がかりとなります。

　下線②は、看護師が実際に介助を行った場面ですが、どのような介助を行ったのか具体的な記録がありません。例えば、患者が浴槽に出入りする際、看護師が最初から最後まで、Bさんの右下肢を支えて浴槽に出入りする場合もあれば、右下肢を持ち上げることを介助し、その後は、B さんが右下肢を浴槽内に入れる場合もあります。ただ介助したという記録だけでは、どちらの介助を行ったのかわかりません。介助したことに対する患者の反応や行動もわかりません。そのため、患者の ADL の変化をとらえ、ADL の変化に基づく今後のケアや、援助計画の修正につながりません。

　また、B さんの場合、OT と連携してケアを行っているため、看護記録はほかのケア提供者との情報共有という目的をもち、作業療法の訓練内容や指導を計画するうえで貴重な資料になります。そのため、実践した援助内容は具体的に記録します。

🚩 良い例 ❷

日時	#		記録
○月×日 □時△分	移乗能力障害	S	「足を入れてもらえますか。」
		O	バスボードに座り、左下肢（健側）を浴槽内に入れた状態で、右下肢（患側）を持ち上げようとするが、5cm 程度しか上がらない。右下肢の位置が、浴槽の側面から 30cm 程度離れた位置にあったため、足の位置を伝えると、自ら右下肢の位置を修正する。その後、右下肢を持ち上げるが、15cm 程度持ち上げたところで右下肢を浴槽に入れようとしてしまい、右下肢を浴槽の側面にぶつける。 上記の発言があるため、患者が右下肢を持ち上げる際に看護師が一緒に持ち上げ介助すると、その後、看護師は手を添えているだけで浴槽をまたぐことができる。 そのほかの入浴動作は自立している。
		A	運動障害があるだけでなく、注意障害もあるため、バスボードに移乗してから浴槽をまたぐまでの動作が十分に習得できていない。
		P	継続

記録の ポイント

視点2：記述だけではなく、数値で示すデータの記述内容に

▶多職種と共有できる指標を使用する。

▶補助動作や補完動作の動きを、漏れなく的確に書く。

▶看護師の視点であるベッドサイドでの様子を、多職種に伝わるように書く。

▶病棟で行っている援助内容を詳しく書く。

視点3：「動き」だけではなく、活動に含まれるセルフケア要素（やる気、関心、注意、意思）に注目する

　大腿骨頚部骨折は高齢者に多く、おもな原因は転倒です。急性期では、受傷から手術まではベッド上で安静に過ごします。手術後は、術式により、脱臼予防のために外転枕などでの下肢の固定や可動制限などがありますが、早期にリハが開始され、回復期に入ると、退院後の生活に合わせた実用的なリハが実施されます。この時期、活動が拡大するため、転倒・転落のリスクが高まります。転倒・転落により再骨折が生じた場合、リハに対する意欲の低下や機能回復を遅らせることにもつながります。そのため、転倒・転落を生じるリスクがあるのか見極めるためにも、現在の移乗・移動動作がどのような状況であるかを記録することは、とても重要となります。

Case3

大腿骨頚部骨折患者の移乗・移動の場面

● 患者：Cさん、80歳代、女性。

● 現病歴：自宅で転倒し受傷。右大腿骨頚部骨折と診断され、人工骨頭置換術が実施された。昨日より、病棟での移動動作が歩行器歩行から杖歩行へ変更となった。

目標
転倒しない

O-P
- 筋力、関節可動域の程度
- 起立、移乗、移動動作の自立度と安定性
- 疼痛の有無と程度
- 歩行状態、転倒に対する不安
- 歩行補助具の使用状況

T-P
- 適切な歩行補助具を使用する
- 歩行状態に応じた見守りや付き添い歩行の介助を行う
- 患者の思いを傾聴する

E-P
- 転倒のリスクについて説明する
- 歩行補助具の使用方法について説明する

成果目標
✓ 適切に歩行補助具を用いることで、転倒を予防できる

看護記録

 悪い例

日時	#		記録
○月×日□時△分	転倒リスク	S	「少し怖いですね。①」
		O	病室からトイレまで付き添い歩行する。時々ふらつきはある②が歩行できている。
		A	ふらつきがみられているため、転倒するリスクあり。
		P	継続

▼ どこが悪かった？ ▼

患者の心理に着目していない

Cさんは人工骨頭置換術後、順調にリハが進み、昨日から病棟内での杖歩行が開始となりました。

下線②は、時々ふらつきがあると記載されていますが、どのような状況でふらつきが生じているのかがわかりません。大腿骨頚部骨折は高齢者に起こりやすい疾患です。術後患肢の可動性の低下だけでなく、活動量の低下により身体のバランス能力の低下が生じます。また、

認知機能の低下が生じている患者も少なくありません。そのため、どのような状況でふらつきが生じているのかの記載が重要です。

　例えば、杖の使用方法を理解していない場合や、前方から向かってくる人を避けようとしてふらつきが生じたのかなど、具体的に記録します。それにより、Cさんはどのようなときに転倒が生じやすいのかと、原因・誘因がアセスメントでき、具体策が考えられるとともに、今後の杖歩行状態の変化が見えやすくなります。

　下線①のように、転倒に対する恐怖感は時に患者が自らの活動を制限したり、リハ意欲を低下させる原因となります。ADLの変化といっても、その動作だけに注目するのではなく、その動作を行う患者の心理面にも注目し、その状況を記録することが大切です。

　すべての不安や恐怖感を取り除くことはむずかしいかもしれませんが、患者が退院後の生活を再構築するためにも、リハを主体的に進めていけるよう、心理面の変化がとらえられるように記録します。

○ 良い例 ③

日時	#		記録
○月×日 □時△分	転倒リスク	S	「（歩行中）痛いとかはないけど、ふらつくと少し怖いですね。」 「（病室）家に帰るには歩けないと困るから、歩かないといけないだろうけど、また転んだらと思うと怖いです。」
		O	病室からトイレまで付き添い歩行する。杖の使用方法に問題はないが、歩き始めにふらつきがみられる。ふらつきについては自覚があり、上記の訴えが歩行中に聞かれる。 排泄後、歩行や転倒について患者に尋ねると、リハへの意欲とともに、転倒への恐怖を訴える。
		A	杖の使用法は理解しているが、ふらつきがみられており、歩行状態はまだ安定していない。また、患者自身歩行による転倒についても恐怖を抱いている。恐怖心に配慮した支援が必要である。
		P	継続

記録のポイント

視点3：「動き」に含まれるセルフケア要素では、心理面にも注目
▶「動き」の背景にある心理・社会的面が伝わるように書く。
▶自助具や補助具の使用状況も漏れなく書く。

視点4：看護師が重点を置いている取り組みの場面では、実施結果・評価を明確に示す

　ここでは、2つの重点アセスメント（case4、5）を取り上げてみます。

　脊髄損傷はなんらかの原因により、脊髄が完全または不完全に損傷されたことにより、運動機能・感覚機能・自律神経系の機能に障害をきたします。その結果、受傷後患者の生活は著しく変化します。

　回復期リハでは、損傷高位に応じた残存機能を活かしてADLの再獲得と社会復帰、QOLの向上を目指します。そのなかでも排泄は、損傷部位による障害や症状に違いがあり、排泄行為を行うためには、移乗・移動動作、更衣動作など、排泄行為以外の動作の獲得が必要です。また、排泄管理がうまくできず失禁した場合、差恥心や不安を感じるだけでなく、社会生活への参加にも影響を及ぼします。そのため、心理面も含めた排泄管理が重要となります。

　さらに、第5～6胸髄より高位の脊髄損傷患者は、膀胱に尿が過度に貯留し過伸展を生じたり、便秘により内臓器官が拡張するため、自律神経過反射が生じやすくなります。これらを予防するためにも、適切な排泄管理が重要となります。

　排泄に関するADLはさまざまな要素が関係しているため、そのときどきのADLの状況について記録することが重要です。

Case4
脊髄損傷患者の排泄の場面

- 患者：Dさん、40歳代、男性。
- 現病歴：交通事故により胸髄損傷となる。C7～T2の前方除圧固定術後。受傷後30日目、便秘傾向であり、下剤を使用しているが、便の性状がブリストルスケール（表3）1～2、または6～7で便失禁をきたすときもあり、うまくコントロールができていない。Dさんは便失禁のことが気になり、リハに集中できていない状態である。

表3 ブリストルスケール（文献6より引用）

便の性状	タイプ		形状
便秘	1	コロコロ便	硬くてコロコロの兎糞状の（排便困難な）便
便秘	2	硬い便	コロコロ便がソーセージ状の塊になった硬い便
便秘	3	やや硬い便	表面にひび割れがあるソーセージ状の便
正常	4	普通便	表面がなめらかで軟らかいソーセージ状、あるいは蛇のようなとぐろを巻く便
正常	5	やや軟らかい便	はっきりした境界のある軟らかい半分固形の（容易に排便できる）便
下痢	6	泥状便	境界がほぐれて、ふにゃふにゃの不定形の小片便、泥状の便
下痢	7	水様便	水様で、固形物を含まない液体状の便

消化管の通過時間：非常に遅い（約100時間）↕ 非常に早い（約10時間）

目標

定期的に排便があり、便秘にならない

O-P
・排便の有無と性状（ブリストルスケールの使用）
・腹部の状態（腸蠕動、腹部膨満・緊満の有無）
・食事摂取状況
・薬物の使用状況
・排泄に対する思い、考え

T-P
・排便日誌を使用し、排便周期を把握する
・直腸診（失禁時など、便の貯留の確認）を実施する
・緩下薬や坐薬、浣腸を使用する
・患者の思いを傾聴する

E-P
・排便方法について説明する

成果目標

 1日おきに排便することができる

看護記録

悪い例 ❹

日時	#		記録
○月×日 □時△分	便秘	S	「失禁はどうにかならないのですか。便意もわからないから、リハ中も気になって集中できない。」
		O	朝食後、便失禁あり①。直腸診をすると直腸内に便を触れるため摘便を行い中等量排便あり②。 昨日就寝前に、プルゼニド®2錠内服。
		A	下剤が効きすぎているのか。排便コントロールができていない。
		P	下剤を減量する。

▼ どこが悪かった？ ▼

症状の管理状況がわからない

　Dさんは、急性期から回復期リハビリテーション病棟へ転棟し、社会復帰に向けてのリハが開始されています。そのなかで排泄コントロールは、訓練に集中するためにも大きな意味をもちます。

　下線①、②ともに、排便があったことはわかりますが、便の性状や量がわかりません。Dさんは、現在排便コントロールを行っています。便秘の原因や誘因を導き出すためにも、誰が見てもわかるように、共通の評価指標を用いながら記録します。それにより、その後の経過がわかりやすくなり、評価もしやすくなります。

　下線①は、便失禁があったことはわかりますが、失禁があったことをDさん自身が気付くことができたのか、できていなかったのかがわかりません。下線②は、摘便により排便を促したことはわかりますが、どのような状態で排便を行ったのかがわかりません。排泄にかかわる移乗・移動動作や、使用する補助具、現在のADLと介助内容がわかるように記録すると評価がしやすく、その後の変化もわかりやすくなります。

良い例 ❹

日時	#		記録
○月×日 □時△分	便秘	S	「失禁はどうにかならないのですか。便意もわからないからリハ中も気になって集中できない。」
		O	昨日は排便がみられず、就寝前にプルゼニド®2錠内服する。 朝食後、車椅子乗車中にブリストルスケール7の便失禁あり、ズボンまで汚染している。本人は失禁に気付かず。看護師が介助し、車椅子からベッドへ移乗し陰部清拭を施行する。その後、直腸診をすると直腸内に便を触れるため、本人と相談して、排便用のシャワーキャリーへ介助で移乗する。排便を試みるが、自力で排泄できないため看護師が摘便を行い、ブリストルスケール2〜3中等量排便あり。疲労感もみられているため、尻拭き、更衣は看護師が介助する。 排便中の訴えはないが、排便終了後、やや強い口調で上記の訴えが聞かれる。
		A	病態から漏出性便失禁と考えられる。しかし、直腸内に便塊があることより、直腸性の便秘を生じているとも考えられる。下剤も使用していることから、一度薬剤を調整し、排便パターンを把握する必要がある。また、排泄コントロールができていないことに対し、Dさんが不安やいら立ちを感じリハに集中できていない。現在はADL動作獲得中であるため、リハに集中できるよう支援する必要がある。
		P	TP、EP追加

脳卒中による嚥下障害は、嚥下を支配する神経系の異常により引き起こされる機能的嚥下障害に分類されます。脳卒中は基本的には、発症から回復への経過をたどるタイプの疾患です。嚥下障害についても重症度を含め、経時的にさまざまな回復パターンがありますが、慢性期まで嚥下障害が残存するのは10%程度といわれています[7]。また脳卒中の場合、脳の病変部位によって、嚥下障害以外に運動障害、感覚障害、高次脳機能障害などさまざまな障害が併存していることがあります。そのため、摂食嚥下の5つの過程（先行期、準備期、口腔期、咽頭期、食道期）の単一の障害であることは少なく、多方面からの評価や支援が必要となります。

Case5
脳卒中患者の食事場面

- 患者：Eさん、70歳代、女性。
- 現病歴：左脳梗塞。急性期では意識レベル、JCS Ⅱ桁。右麻痺、嚥下困難が認められたため、経管栄養を行っていた。現在、意識清明、右上肢・右手指ブルンストローム・ステージⅣ、座位バランスは良好で、食事摂取動作は可能である。嚥下造影検査（video fluoroscopic examination of swallowing：VF）の結果、食塊をまとめることはできるが、嚥下反射の遅延が認められる。トロミ食が開始されているが、食事をセッティングすると、自ら器を持って一気に食べてしまう。

目標
誤嚥を起こすことなく食事が摂取できる

O-P	T-P	E-P
● 嚥下や咀嚼の機能、むせ・誤嚥の有無 ● 食形態、食事のペース、食事にかかる時間、食具・自助具の使い方 ● 食事中の姿勢、食事に対する集中力	● STと相談し、患者に合った食具を使用する ● 食事摂取のペースが速いときは、ペースが速いことを伝える ● 十分に嚥下ができていない状態で、次を摂取しようとした場合は、嚥下を促してから摂取してもらう	● 食事の摂取方法について説明する

第3章 シーン・症状別の看護記録

④ ADLの変化をとらえる看護記録

成果目標

✓ ゆっくり一口ずつ食事が摂取できる

看護記録

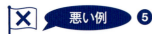 **悪い例** ❺

日時	#		記録
○月×日 □時△分	誤嚥 リスク	S	「食事はおいしい。もっと食べたい。」
		O	器からかき込むように食べ、徐々に頚部伸展位となりむせる①。そのため、食事のペーシングについて声を掛け摂取する②。
		A	食事のペーシングが安定せず、誤嚥を生じるリスクがある。
		P	継続

▼ どこが悪かった？ ▼

生活場面での患者のリハの取り組みがわからない

　Eさんは、摂食嚥下の5つのプロセスのなかで、どこに問題が生じているでしょうか。そのプロセスを理解していないと、摂食嚥下のどこに障害を生じているのか、どのプロセスに注目しながら援助すればいいのかがわかりません。

　下線①の書き方では、食事開始直後からスプーンで1口ずつ食べようとしなかったのか、それとも、食事中の姿勢が安定せず、その結果、器からかき込むように食べてしまったのかがわかりません。

　下線②は、Eさんには先行期に障害がありそうなことが予測されますが、一度の声掛けで修正が可能であったのか、何度も声を掛ける必要かあったのかがわかりません。また、Eさんは、VFで嚥下反射の遅延が認められていますが、看護師が声を掛けながら食事を摂取した結果、むせや誤嚥が生じたのかどうかがわかりません。

　摂食嚥下障害に対しては多職種で支援しますが、食事場面には看護師がかかわることが多いため、その状況を詳細に記載し、情報の共有に努める必要があります。

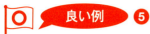# 良い例 ❺

日時	#		記録
○月×日 □時△分	誤嚥リスク	S	「食事はおいしい。もっと食べたい。」
		O	１口目はスプーンを用いて食べるが、２口目より器からかき込むように食べ始め、徐々に頸部伸展位となりむせる。座位バランスは保たれている。一度食事を中止し、１口ずつスプーンから食べるように説明すると、一度はスプーンから摂取するが、しばらくするとまた器を持って食べ始めるため、その都度食事のペーシングについて声を掛け、むせることなく全量摂取する。
		A	嚥下反射の遅延もあるが、説明に対する理解が十分にできない。食への強い欲求があるためか、食事のペーシングが安定せず、誤嚥を生じるリスクがある。
		P	継続

記録のポイント

視点４：重点を置いている取り組み場面では、看護の取り組みを綿密に書く

▶症状や病状の（管理）状況について書く。
▶ベッドサイドでも、主体的にリハに取り組んでいるか書く。

まとめ

リハ看護では、変化をどうとらえるかが重要です。ここでは、次の視点を提案します。

　①動作を細かく分解してみる。
　②記述と合わせて数値を記載する。
　③セルフケア要素に着目する。
　④看護の取り組みの重点項目を綿密に書く。

引用・参考文献

1) 日本看護協会. 看護記録に関する指針. 日本看護協会. 2018. https://www.nurse.or.jp/home/publication/pdf/guideline/nursing_record.pdf（2018 年 6 月参照）
2) Mahoney, FL. et al. Functional evaluation：The Barthel Index. Md State Med J. 14（2），1965，61-5.
3) 飯島節ほか. ADL の評価. 高齢者総合的機能評価ガイドライン. 鳥羽研二監. 東京, 厚生科学研究所, 2003, 136.
4) 千野直一. 脳卒中の機能評価：SIAS と FIM（基礎編）. 東京, 金原出版, 2012, 152p.
5) 石鍋圭子. "生活の再構築へのアセスメントと援助". 成人看護学⑤リハビリテーション看護. 第 3 版. 奥宮暁子ほか編. 大阪, メディカ出版, 2017, 190,（ナーシング・グラフィカ）.
6) 佐々木大輔. 過敏性腸症候群：脳と腸の対話を求めて. 東京, 中山書店, 2006, 186.
7) 小口和代. 脳卒中の排尿障害と嚥下障害. リハビリナース. 5（3），2012，16-22.

5 家族とのかかわりについての看護記録

社会医療法人大道会森之宮病院看護部／慢性疾患看護専門看護師　西村はるよ

はじめに

　脳血管疾患により障害をもった患者は、運動障害や感覚障害、嚥下障害、高次脳機能障害など、複数の障害をあわせもつことがあります。また障害の程度に差はありますが、それらの障害を抱えて生活を送ることを余儀なくされます。

　そのような患者を支える家族は、回復期でのリハビリテーション（以下、リハ）をとおして、患者への対応や介助の方法を習得し、患者の社会復帰に向けて家族機能を変容させ対応していきます。

　また家族は、障害をもった患者のできる限りの機能回復を望み、リハへの期待を高くもっています。そして、回復期リハビリテーション病棟（以下、回リハ病棟）の看護スタッフは、障害をもった患者が自分でできる日常生活活動などを、汎化・習得できるようにかかわっています。しかし、そのかかわりが、患者に良い結果をもたらさなければ、家族は、提供された看護や介護に不安や不信を感じ、その思いを看護師へぶつけることがあります。

　家族の思いを聞いた看護師は、気持ちが萎縮しながらも、その場面で起きた事象を正確に伝えるために記録しなければなりません。不安や不信感をもつ家族の事例をとおして、私たちが、どのように記録を書けば、今後の見通しや課題をチームメンバーと共有することができるのかについて考えたいと思います。

家族とのかかわりについての事例

　当院の看護記録は、看護診断とSOAP形式を用いています。急性期病院からの転院時に行った看護診断のなかから、今回の事例で生じた場面で使用している、看護診断と看護記録を抽出して振り返ります。記録の項目の1つに「F」があり、フリー記載として活用しています。

Case 1

患者の頻回な嘔吐を心配していた家族の事例

- 患者：Bさん、女性、60歳代前半。夫と20歳代の自閉症の子どもとの3人暮らし。
- 現病歴：くも膜下出血、水頭症、V-Pシャント術後、左片麻痺、廃用による四肢体幹の筋力低下、半側空間無視、運動性失語、注意障害、記憶障害がある。
- 家族の状況：夫は不動産管理の仕事をしており、夕方からは時間の融通が利き、面会に来ている。子どもは食事の準備以外の身の回りのことは自分ででき、自宅で父親の仕事を手伝っている。1人で外出することができないため、父親と一緒に面会に来ている。近隣には、困ったときなどに頼れる親族や友人はいない。

急性期病院での経過

脳動脈瘤破裂によるくも膜下出血を発症し、手術が行われました。術後に右側頭葉から頭頂葉にかけた出血をともなう脳梗塞と水頭症を発症し、脳梗塞は保存的治療を行い、水頭症は脳室ドレナージでの管理後にV-Pシャントを施行しました。

水頭症の手術後は、自発語は少なかったのですが、うなずくなどの意思表示はありました。食事は経管栄養ですが、唾液嚥下処理能力の改善がみられ、トロミ水からの直接嚥下訓練が行われていました。

回リハ病棟での経過

転院時より、悪心や嘔吐が断続的に出現していましたが、リハを行うことは可能でした。移乗動作などは、2人介助から1人介助で可能なレベルとなりましたが、耐久性が低く、30分程度の車椅子乗車で疲労感が出現しました。

排泄は、尿意はあいまいで、トイレ誘導をしていましたが、タイミングが合わないときもあり、オムツへ排尿をすることもありました。便意はあり、トイレでの排泄が可能でした。食事は経管栄養でした。

悪心・嘔吐を予防するために、注入量の増減や粘度調整食品を用いて半固形化するなどの調整を行いました。悪心・嘔吐の原因を精査するためにCTを撮影したところ、脳梗塞の再発や腸閉塞はなく、水頭症が軽度悪化している所見が認められ、急性期病院を受診し、シャント圧調整を行いました。しかし、悪心・嘔吐の消失に至らず、積極的なリハに取り組めない状況が続きました。

転院時の食事の問題は、「嚥下障害」と診断されました。その際に立案された看護計画を紹介します。

看護目標
経管栄養から経口摂取へ移行することができる

看護診断：嚥下障害

O-P

全身状態
- 循環動態：血圧、脈拍
- 呼吸状態：呼吸数、呼吸音、SpO₂
- 覚醒状態
- 肺炎症状の有無：体温、喀痰の有無・量・性状、咳嗽反射の有無

栄養状態
- 採血データ
- 体重の変動の有無
- 食事摂取量
- 脱水の有無：口渇の有無、皮膚の状態、IN/OUTバランス

食事摂取状態
- ベッド上での食事姿勢
- 食事動作
- ペーシング
- 食形態と嚥下状況
- 口腔や歯の状態
- 悪心・嘔吐の有無

T-P

食事摂取への援助
- ベッド上ではクッションを用いて体幹と上肢の安定を図る
- 口腔ケアまでを含めた食事時間を40分以内とし、摂取状況に応じて介助する

誤嚥性肺炎予防の援助
- 毎食後口腔ケアを実施する

悪心・嘔吐時の対応
- 悪心・嘔吐の出現時には、食事を中止する
- 悪心・嘔吐が落ち着いたら、含嗽や口腔ケアを実施し、不快感を取り除く

栄養量不足時の対応
- 摂取量の確認をして、不足分は経管栄養より補う（調整量は医師指示を確認する）

E-P

誤嚥性肺炎の予防
- 食後1時間以上は、座位をとることの必要性を説明する

食事摂取促進
- リハ以外の時間に、活動性を上げるために、離床の必要性を説明する

悪心・嘔吐時
- 悪心・嘔吐出現時には、無理をして摂取しないように説明する

成果目標
- 悪心・嘔吐の出現なく、食事摂取ができる
- 1食で必要な栄養量（400kcal）を、経口から摂取することができる（約8割摂取することができる）

食事についての詳細な経過

リハでは、言語聴覚士が、転院時に嚥下機能の評価を行い、Bさんの状態を見ながら直接嚥下訓練を開始し、転院から約1カ月後に昼食の介入を開始しました。

Bさんは、経管栄養と併用で経口摂取の練習を行っていましたが、経管栄養中や経口摂取練習中に嘔吐を繰り返し、活気がなくなっていきました。嘔吐を繰り返してはいますが、誤嚥性肺炎を併発していないため、悪心や嘔吐の状況に合わせ、経口摂取の練習を進めていきました。

夫はこの状況を見て、「食べることができていたのに、どんどん悪くなっている」「こんなに吐いてしんどいのに、無理やりリハをしている」など、Bさんを心配する発言を繰り返していました。

経口摂取の機会を増やすために、STが朝食に介入して食事の評価を進め、看護師が昼食の介助に入りました。食事摂取量は、目標の摂取量より不足しているときもあり、不足分を経管栄養で補っていました。食事中の嘔吐は消失しましたが、経管栄養実施時の悪心・嘔吐は、持続していました。

●場面1

Bさんは、夕方の経管栄養を終了した直後に嘔吐をしました。夫は、その場面に居合わせ、夜勤の看護師に、「注入が合わないのではないか」「注入に異物が混入しているのではないか」などと発言しました。夫は、帰宅後、病棟へ嘔吐について問い合わせの電話をかけてきました。

看護記録

  悪い例

日時	♯		記録
●/● ●:●		F	嘔吐
		S	「（夫）注入がだめなんじゃないでしょうか？ 昨日から、注入すると吐いていて。続いているんでね。（経口からの）食事のときにはならないのに。何ででしょう？ 考えられるのは、注入が合わないか、また悪くなっているのか。これ（注入食）は、パックになっているんですよね？ 異物が入っているとか？」 「（本人）大丈夫。」 悪心はすぐに消失。
		O	夕方の注入終了時に突然、100mLほどの黄色胃液様吐物を嘔吐する。経鼻からは何も吸引されない。嘔吐直後に本人から上記の発言あり。 夫からは上記の発言あり。「異物が入っているか、注入が合わないのでは？」と質問あり。「異物はない。注入の種類は変えておらず、合わないのであれば、もっと前から症状が出ている。ほかの症状が何もないため、原因は断定できない」と伝える。 注入量、速度が速い可能性があるため、明朝はゆっくりと落とすと説明すると納得する。
		A	嘔吐が持続しており、夫の不安が高まっている。 嘔吐の原因は、不明。
		P	明朝の注入は、時間をかけて実施する。
		S	「（夫より電話あり）さっき吐いたやつ、置いてますか？ 吐いたものから、洗剤のようなにおいがした。明日、確かめたいから、置いておいてもらえますか？ トラウマがあるんで、残しておいてもらえませんか？ トラウマになってるんで。変なやつやと思って、聞いててください。」
		O	病棟へ夫より電話あり、上記を言われる。 「夕食後の本人の吐物が残っていたら、置いておいてほしい」「洗剤のにおいがした」との内容。トラウマがあると繰り返すが、トラウマの内容については話さない。嘔吐直後にも「異物が入っていないか？」など話している。電話終了後に吐物の確認に行くが、すでに看護補助者により処理がされていた。
		A	病棟への不信なのか、不安からなのか、トラウマがなにかなど不明。 明日、来院時に詳しく夫の気持ちや意図を確認する必要あり。
		P	明日、吐物は処理していたことを伝えるとともに、夫の話を傾聴する。 主治医へ報告。

▼ どこが悪かった？ ▼

❶ 2つの問題が混在している

この記録では、「Bさんの嘔吐」と「夫の看護に対する不安や不信感のある発言」をまとめて記録しています。そのため、F「嘔吐」という記録のなかに、2つの問題が混在しています。

・Bさんは、悪心・嘔吐を繰り返していた。

・夫は、Bさんが悪心や嘔吐を繰り返す状況を見て心配し、病状への不安を抱いていた。

上記の2点は、場面1以前より顕在化しているので、Bさんの問題、家族の問題を別々に記録する必要があります。「悪心」「介護者役割緊張リスク状態」の診断ラベルを用いて、前述の記録を整理します。

❷ 傾聴する内容が具体的でない

プランには、「話を傾聴する」と記載していますが、どのような話を傾聴し、情報収集するのかを明確にしておくことで、家族とのかかわりを具体的に示すことができます。

○ 良い例 ❶

日時	#		記録
●/● ●：●		ND	悪心
		S	「（嘔吐後）大丈夫。」
		O	夕方の注入終了時に、突然約100mL程度の黄色胃液様の嘔吐があった。悪心はすぐに消失し、本人には「大丈夫」と苦痛の表情はない。減圧のため、経鼻チューブより胃の内容物を吸引するが、何も引けなかった。
		A	経管栄養注入時に悪心・嘔吐が発生しているため、早期に3食経口摂取へ移行できれば、悪心・嘔吐が減少、あるいは消失するのではないかと考える。
		P	・明朝の経管栄養注入時は、悪心・嘔吐の状態を観察しながら、時間をかけて実施する。 ・3食経口摂取への移行を検討するため、担当セラピストへの情報提供を依頼し、カンファレンスを実施する。カンファレンス開催は、担当者が集合できる最短日時で、担当看護師が調整する。

良い例 ❷

日時	＃		記録
●/● ●：●		ND	介護者役割緊張リスク状態
		S	「注入がだめなんじゃないでしょうか？ 昨日から、注入すると吐いていて。続いているんでね。（経口からの）食事のときには（嘔吐）しないのに。何ででしょう？ 考えられるのは、注入が合わないか、また悪くなっているのか。これ（注入食）は、パックになっているんですよね？ 異物が入っているとか？」
		O	（Bさんの）嘔吐後、嘔吐の原因を追及するような発言を繰り返す。パックされた栄養剤を、注入直前に準備するので、異物は入っていないこと、明朝の注入速度は、悪心・嘔吐の観察を行いながら調整することを説明する。明朝の対応に同意後、帰宅する。
		A	注入後の嘔吐により、注入食品そのものへも不信感を抱き、本人の状態の心配も含め不安が高まっている。
		P	主治医へ報告し、不安が増強していくようであれば、夫へ患者の現在の状況の説明を依頼する。

良い例 ③

日時	#	記録
●/● ●:●	ND	介護者役割緊張リスク状態
	S	「さっき吐いたやつ、置いてますか？ 吐いたものから、洗剤のようなにおいがした。明日、確かめたいから、置いておいてもらえますか？ トラウマがあるんで、残しておいてもらえませんか？ トラウマになってるんで。変なやつと思って、聞いててください。」
	O	面会終了後、帰宅した夫より病棟へ電話があり、吐物の保存について話す。また、会話のなかで「トラウマがある」と繰り返すが、トラウマの内容について質問しても返答はない。 電話終了後に、汚物室へ吐物の確認に行くが、すでに看護補助者により処理がされている。
	A	面会時の発言と合わせ、妻が嘔吐を繰り返すことで不安が高まっている。「トラウマ」と発言されているが、その内容が不明なため、夫が抱いている不安にどのような影響を与えているかも不明である。
	P	・明日、夫の面会時に、吐物は処理済みであることを伝える。 ・夫の面会時に、夫が抱いている不安やトラウマについて話を聞き、可能であれば、Bさんの退院後の生活についての考えを確認する。

● 場面2

　場面1を受けて、Bさんの担当者が、食事を3食へ移行可能かどうかの判断となる情報をもち寄り、カンファレンスを行いました。同時に、家族へのかかわり方も検討しました。

3食経口摂取への移行の情報

ⓐ 主治医

・悪心・嘔吐が持続するため、上部消化管内視鏡検査での精査を考えている。

・可能であれば、早急に3食経口に移行し、移行後も悪心・嘔吐が持続するようであれば、急性期病院へ転院し、精査することを検討する。

ⓑ 言語聴覚士

・必要な栄養量を効率よく時間内に摂取するために、最大限に栄養補助食品を使用しているが、1食あたり30〜45分の時間を要し、1回の食事量が増えない状況である。

・車椅子での食事摂取を試みたが、嚥下時に努力的になるため、疲労度が上がり、現段階ではむずかしく、ベッド上のほうが好ましい。

・介助者を夫へ移行する際には、副食量をアップし、料理に栄養補助食品を混ぜて使用する、または栄養補助食品を用いない状態で移行していきたい。

c 看護師

・ゼリーや飲み物などの栄養補助食品を調整し、それらを食間に提供することで、不足分を補うための経管栄養をなくしていきたい。

・車椅子で30分程度座位をとることが可能だが、食間に栄養補助食品を摂取することで、座位時間を1時間程度に延長し、さらに1日数回に増やしていきたい。

d 理学療法士

・リハでは、車椅子での座位時間は、1時間は可能と評価している。

・座位時間が延長してくると、腰痛や殿部痛の訴えが出てきているため、1時間以内にとどめておく必要がある。

・手すり歩行の練習を計画し、活動性を上げていきたい。

e 作業療法士

・自発性は徐々に上がってきているが、動作は全体に緩慢である。

・スプーン操作は可能で、自ら副食を選択する範囲も広がってきている。

f 社会福祉士

・要介護5の認定が下りている。

a～fの情報をもとに話し合いを行い、今後の対応を以下のように決定しました。

①早急に上部消化管の内視鏡検査を行う。

②3食経口へ移行し、栄養補助食品については管理栄養士と検討する。

③3食経口開始時に、経鼻チューブを抜去し、不足している栄養量や水分量は夜間の点滴で補う。

④食事はベッド上での摂取とし、リハ以外の時間に車椅子乗車を勧める。座位時間は1時間以内とし、その後は休息をとれるように配慮する。

⑤リハ時間が連続しないように、調整する。

⑥Bさんの状態が落ち着けば、夫にBさんの自立度、介助量を理解してもらうために、ADL介助指導を行い、退院後の生活を想像、選択できるようにする。

以下、カンファレンス内容をもとに立案した看護計画を紹介します。「悪心」のプランは、前述の「嚥下障害」のプランから変更したため、追加した項目と修正した項目のみを挙げます。次の項目のうち、「栄養量不足時の対応」が修正した項目で、それ以外は追加した項目になります。

また、「介護者役割緊張リスク状態」のプランも紹介します。

目標

3食経口摂取より、必要な栄養量を摂取することができる

看護診断：悪心

O-P

活動性・耐久性の程度
- 車椅子乗車の可能な時間
- 車椅子乗車時の姿勢の崩れや腰痛、殿部痛の有無
- リハ時間以外の過ごし方

栄養補助食品の摂取状況
- 摂取時間と摂取量
- 嗜好の有無

T-P

活動性・耐久性の向上
- リハ後や入浴後は、休息をとれるように援助する
- 休息をとったあとに、車椅子乗車を促し、散歩など病室から出ることを促す

車椅子乗車時の姿勢保持
- クッションやテーブルを用いて、体幹と上位の安定を図る

栄養補助食品の摂取の推進
- 車椅子に乗り、水分や栄養補助食品の摂取を促す

栄養量不足時の対応
- 1日の総摂取量を計算し、不足していれば夕食後に点滴を実施する

E-P

活動性・耐久性の向上
- 活動後には休息をとり、気分不良などがなければ、車椅子乗車などを行っていくことを説明する

成果目標

☑ 悪心・嘔吐の出現がなく、必要な栄養量を経口摂取ができる

看護目標

ADL介護指導を受け入れ、退院後の療養先の選択をすることができる

看護診断：介護者役割緊張リスク状態

O-P

家族の様子
- Bさんと過ごしているときの家族の様子
- 家族と過ごしているときのBさんの表情や様子

看護師への反応
- ケア提供時などの家族の表情や言動

ADL介助指導の導入
- イブニングケア時の夫の表情や言動など、現状の受け入れ状況や指導内容の理解度
- 介助方法の習熟度
- 自宅での生活に対するイメージ

T-P

家族への情報提供
- 面会時に、Bさんの夜間や日中の様子、食事の摂取状況、悪心・嘔吐の有無を伝える

家族の気持ちの受け止め
- 不安や不信に思っていることを聞き、そのときの状況と合わせて理解する
- 担当者間で共有すべき情報を明確にし、対応を検討する

ADL介助指導の導入
- イブニングケア時に、Bさんのできること、介助が必要なところを説明しながら、介助を実施する
- 夫の考えや方法を尊重しながら、介助方法を実施する
- 退院後の療養先に自宅以外を選択した場合は、施設の状況に合わせて指導内容を変更し実施する

E-P

不安や心配ごとの表出
- 治療やケアに対する思いを、心にため込まず、伝えてもらうように説明する
- 不安や心配ごとに対しての対応は、家族の意見を取れ入れて、一緒に検討することを説明する

ADL介助指導の導入
- Bさんの状態安定後、Bさんとの自宅での生活を想像できるように情報を提供し、退院先を決定するように説明する
- 退院後の療養先を選択するための情報として、Bさんの自立度、介助量を把握できるように、面会時間に合わせてイブニングケアを導入、指導する（イブニングケアの内容や開始時期は、担当者間で話し合い、計画する）

成果目標

- ✓ 不安や不信に感じていることを、スタッフへ表出することができる
- ✓ 自宅での生活を想像することができる

● 場面3

　上部消化管内視鏡検査を行った結果、胃・十二指腸潰瘍の瘢痕を指摘され、プロトンポンプ阻害薬（proton pump inhibitor：PPI）の内服が開始されました。経鼻チューブを抜去し、不足している栄養量は眠前の点滴で補うことを説明し、3食経口摂取を開始しました。

　経口摂取への移行時には、悪心の出現がありましたが、嘔吐はみられませんでした。経口摂取を進めていく過程で、夫の思いや退院後の考えなどを聞いていきました。

看護記録

 悪い例 ❷

日時	#	記録
●/● ●:●	ND	介護者役割緊張リスク状態
	S	「心配で心配でたまらない。（Bさんは）何も言えないから、代わりに自分が言わないといけないと思っている。」 「リハで入院しているのに、なぜ良くならず、吐き気などに悩まされないといけないのかと思っていたけど、管（経鼻チューブ）を抜いてもらって、本人が落ち着いたみたいで、一安心です。本人も点滴しなくていいように、頑張っている感じがする。」 「子どもには、母親が必要だし、前のように3人で暮らしたいと思っているけど、吐き気や吐くことが続けば、それが叶わないし、どうしていけばいいのかも考えられない。自分が、子どもとBさんのこともみていかないといけないとはわかっているけど、今の状況では退院後の生活が想像できないし、無理だと思ってしまう。」
	O	面会時に、食事摂取量や悪心・嘔吐の有無などの様子を伝え、Bさんへの思いなどを聞いた。また、以前の注入食品への異物混入については、警察に相談しているとの発言があり、再度たずねたが、実際に相談したかどうかは不明である。電話で話していたトラウマについても不明のままである。
	A	3食経口摂取へ移行でき、夫の気持ちも落ち着いてきている。
	P	プラン継続し、夫の話を傾聴する。

▼ どこが悪かった？ ▼

経過記録が粗い記載になっている

　看護師は、面会時に、夫の気持ちや今後の考えなどを聞くことができ、看護診断「介護者役割緊張リスク状態」に、その内容とアセスメントを記録しています。

　回リハ病棟での限られた入院期間のなかでは、現在家族に生じている問題に介入しながら、家族は退院後の生活をどう考えているかなどを確認し、援助の方向性と具体策を検討する必要があります。

　家族が退院後の生活を想像できること、そして、どのような生活を送るかを選択できるようにするためには、理解ができる言葉を用いて、タイミング良く情報を提供しなければなりません。

　家族とかかわった内容を経過一覧表（フローシート）に記載するだけでは、内容が限られ乏しい情報となります。そのため、経過記録を丁寧に記載することが必要です。

　今回の記録では、今後の見通しを含めたアセスメントと、具体的なプランを記録すれば、退院へ向けた情報を収集することができるようになります。

　以下、上記のS情報やO情報を受けたアセスメントとプランを記載します。

〇 良い例 ❹

日時	＃		記録
		ND	介護者役割緊張リスク状態
		A	3食経口摂取へ移行でき、夫の気持ちも落ち着いてきているが、心配も続いている。経口摂取が確立できれば、希望である自宅退院も考えることができると考える。 しかし、自宅退院となった場合、周囲に親族などの援助が得られず、夫の負担も大きくなることも予測される。本人の食事摂取状況と夫の様子を見ながら、ADL介助指導を行い、実際の介助をとおして自宅での生活を想定できるか、退院先の検討を行う必要がある。
		P	・夫の表情やBさんへの言動の内容などの観察を継続する。 ・引き続き、夫が看護に対して感じていることやBさんへの思いを聞く。 ・担当者間で、退院後の療養先の選択のための情報提供とADL介助指導導入のタイミングと内容を検討する。

記録のポイント

▶患者に生じている事象なのか、それとも家族の事象なのかを区別し、看護問題を明らかにして記録する。

▶家族とかかわった内容は、経過記録に記載してリッチな情報とし、チームメンバーと共有する。

おわりに

　リハ患者がもっている嚥下障害や半側空間無視など、症状に対する標準看護計画は、数多く紹介されています。患者がもつ症状に合わせて標準看護計画を選択し、その患者の個別性を加味して、患者に合ったプランにすることができます。

　しかし、家族をターゲットにした標準看護計画は見当たりません。家族のあり方が多様化し、家族が置かれている状況や家族がもつ能力などの自己認識が異なるため、個々の家族に合ったプランを立案する必要があります。

　家族への援助の方向性と具体策を検討するためには、日々の家族とのかかわりを丁寧に記録する必要があります。家族とのかかわりがみえる記録により、家族がもっている力を引き出していく看護へつなげていくことができると考えます。

6 不眠や不穏についての看護記録

千葉県千葉リハビリテーションセンター2A病棟上席看護師　清水敬予

はじめに

　回復期リハビリテーション病棟協会の退棟患者調査[1]では、患者の平均年齢は76.2歳であり、75歳以上の高齢患者が全体の64.0％を占めること、とくに85歳以上は年々微増傾向にあることが示されています。疾患別患者年齢では、脳血管系は72.9歳で、経年でみても上昇傾向であり、超高齢化が進んでいるといえます。

　そのような状況のなかで、回復期リハビリテーション病棟（以下、回リハ病棟）に入院した高齢患者にしばしばみられる対応のむずかしい症状として、「不眠」「不穏」があります。

　回リハ病棟に入院する患者は、障害が生じたことや慣れない環境のなかで、身体的にも精神的にも不安を感じ、混乱のなかで入院生活を過ごしています。とくに高齢者は、適応能力の低下により、自分の身に起こった出来事や変化に適応することがむずかしく、不眠や不穏、せん妄などが現れやすいといえるでしょう。

　そのうえ、加齢や疾患などに起因する認知機能障害が存在することで、病識が低く、現状の理解がむずかしいことから、不眠や不穏のリスクはさらに高まる傾向があります。

　多くの場合、要因は重複することが多く、いくつかの要因が影響し合うことで、症状がより複雑化してくることもあります。そのため、早期から不眠・不穏の要因を予測したり、発見することが大切だと考えます。

　私たち看護師は、患者の言葉や行動を細かく観察するとともに、そこに至った経過と照らし合わせ、何が問題であるのかを明らかにする必要があります。「この言動の誘因となったものはなにか」「ここに至るまでの経過はなにか」を具体的に考えることで、問題解決の糸口を見つけ、不眠や不穏へのアプローチにつなげることができると考えます。

　また、これらの情報が記載された記録をチームや多職種間で共有することで、より多くの視点や情報を得ることになり、結果的にケアの質の向上にもつながると考えます。

Case 1

夜間頻尿による不眠患者

- 患者：Ａさん、70歳代、女性。
- 現病歴：脳梗塞を発症し、3週間後に、急性期病院から回リハ病棟に転棟する。入院時に認知症の診断はなかったが、ミニメンタルステート検査（mini-mental state examination：MMSE）は 13/30 であった。入院時に脱水傾向が認められ、水分摂取 1,100mL/ 日の指示があり、夕食時は 300mL 摂取している。下肢に浮腫が認められ、夜間に尿失禁が多くみられる。日中は車椅子で過ごし、うとうと眠る姿がある。夜間は端座位になったり、オムツを外したり、大声で叫ぶことが毎日繰り返されている。

目標

1日の生活リズムが整う

O - P

- 不眠時の表情や言動
- バイタルサイン
- 水分出納と尿・便の回数・量・性状
- 夜間排尿の回数
- 1日の生活リズムと様子（睡眠、覚醒、排泄、訓練、気分の変調、薬剤の服用時間など）
- ベッド周囲や部屋の環境設定（音、照明、においなど）
- 不眠の誘因となる薬剤使用の有無と内服時間
- 眠剤服用後の言葉や言動

T - P

- 排泄パターンから、水分の摂取方法や時間を調整する
- 排尿パターンに応じた排尿誘導やパッド交換を行う
- 1日の予定をできるだけ固定し、理解できるように工夫する（朝日を浴びる、時計やカレンダーの設置、常夜灯の明るさの調整、スケジュール表の作成など）
- 静かな場所でゆっくりと話す
- 本人の趣向を取り入れ、活動と休息のメリハリをつける
- 必要時は睡眠薬の検討をする

E - P

- 生活を整えるため、統一したケアを患者にかかわるスタッフに周知する
- 本人の希望を聞き、無理強いしない
- 家族に症状や1日の予定を説明し、協力を依頼する

成果目標

✓ 夜間頻尿が改善する

看護記録　♯1 夜間頻尿による睡眠パターンの混乱

 悪い例 ❶

日時	♯		記録
○/○ 22：30	1	S	「呼んでないし……。わかった、わかった。大丈夫。」
		O	看護師が訪室すると、ベッドに座り拒否する姿がみられる。患者と目線を合わせ、部屋の電気が消えていることや、時計を指して時間を伝える。すると、オムツに手を当てる姿がある。オムツを確認すると、300mLの失禁がある。パッドを交換すると、そのまま横になる。
		A	高齢や脳梗塞による認知機能の低下などから、場所や時間の感覚がない。また、尿失禁による不快な思いを表出できないため、訪室時にはパッドを確認し、交換が必要である。連日夜間帯に眠れていないため、日中の休息と活動のバランスに注意が必要である。
		P	継続

▼ どこが悪かった？ ▼

❶ 客観的情報が足りない

患者は脳梗塞で認知症のある高齢者です。この事例の場合、不眠のおもな要因として、以下の3つが考えられます。

1. 自身の身体状況を表出することがむずかしい。
2. 日中、車椅子に乗車し覚醒を促すケアをしているが、傾眠傾向であり、休息と睡眠のバランスが崩れている。
3. 水分摂取時間や量、下肢の浮腫などの夜間頻尿を引き起こすリスクが存在する。

記録を見ると、客観的（O）情報には患者情報ではなく、「看護師の行動」が詳細に記載されています。そして、「拒否する姿」とありますが、これは、「看護師の主観」になります。実際に患者がどう拒否したのか、どのような行動から拒否する姿ととらえたのかを具体的に記載する必要があります。

❷ 事象とアセスメントのつながりがわからない

記載されている内容は、①訴えを表出できない不安、②活動パターンが崩れているため生じている昼夜逆転、③水分出納バランスの変化からくる夜間頻尿の3つの看護問題が混在し

ています。これらは、今後のケアにつながる重要な手掛かりとなりますが、どの事象がどのアセスメントにつながるのかわかりにくくなっています。

以下に紹介する良い例では、水分摂取時間や量、下肢の浮腫、夜間頻尿が要因と考えられる不眠の記録を示します。

〇 良い例 ①

日時	#		記録
〇／〇 22：30	1	S	「呼んでないし……。わかった、わかった。大丈夫。」
		O	ベッド上であぐらをかき、左右に身体を動かしている姿がみられる。19時までの間に水分を1,100mL摂取しており、夕食時に300mL摂取している。日中から下肢の浮腫が確認されており、現在も持続している。看護師がどうしたのかと問うと、手でパッドを触るしぐさがみられ、300mLの失禁がある。交換後、自ら横になり閉眼する。
		A	日中の座位時間が長いことから、両下肢に浮腫がある。また、脱水改善のための水分摂取は良好だが、夕食時に300mLを摂取している。そのため臥床すると腎血流量が増し、高齢による尿の濃縮機能の低下もあることから、夜間頻尿につながっている可能性がある。1日の水分出納量や時間を把握し、効果的な飲水行動と排尿誘導が必要である。
		P	継続

記録の ポイント

▶不眠患者の言葉や行動を具体的に記載する。

▶1日の活動（食事、排泄、訓練、入浴、座位など）や休息（睡眠、臥位など）のなかで、どのような行動が出現しているかを把握することで、不眠の要因の抽出につながる。

▶問題を1つひとつ整理して記載する。

Case2
不穏症状がある患者

- 患者：Bさん、70歳代、男性。
- 現病歴：左脳梗塞を発症し、右完全麻痺と全失語がある。「あー」や「うん」などの発語はあるが、意思疎通は困難である。MMSEは検査できず。家族が話している姿を、穏やかな表情を浮かべながら見つめ、時おり笑顔がみられる。家族と2〜3時間ほど車椅子に乗車しながら過ごしている。家族が帰ると突然、表情が険しくなり、病棟外に行こうとする。スタッフが声を掛けると、言葉で表出できず、しばしば声を荒げて、暴力的な行動もみられる。

目標

患者と意思疎通を図ることができる

O-P
- コミュニケーション状況の把握（言語・文字理解の有無、発語の有無、内容・指示動作理解の有無、Yes-Noの表出の有無）
- 会話時の患者の様子（言動、表情、視線、動作など）
- 身体的苦痛の有無
- 昼夜の活動・休息（睡眠）状況
- 排泄状況
- 1日のなかで、精神状態に変化があるか把握

T-P
- 記録から患者のサインを抽出し、目的に応じた対応をする
- 患者へ説明するときは、絵や文字、ものを使ったり、ジェスチャーなどの非言語的コミュニケーションを交えて行う
- 単語や短文レベルで簡潔に伝える
- STへコミュニケーション手段について相談する
- 安心できる環境づくりや対応手段を確立する
- 支持的な傾聴姿勢をとる
- 日時や時間がわかる物品を置く
- 排便コントロールをする

E-P
- 家族と患者に現状を説明し、回復には時間がかかることを伝える
- 患者へコミュニケーション手段を獲得しようと努力していることを伝える
- 家族と協力しながら、患者のニーズが把握できるような合図や対応を共有し、統一する

成果目標

✓ 患者が理解できるコミュニケーション方法を獲得する

看護記録

#2 コミュニケーション方法が獲得できていないことによる意思疎通の困難

悪い例 ❷

日時	#		記録
○/○ 17:30	2	S	「あの、ほら……えーと。」
		O	家族と車椅子に乗車し過ごす。家族が帰ると、急に大声で上記の発言がある。看護師が問うも発語はなく、興奮している様子あり。話しかけると、さらに興奮し、車椅子から立ち上がろうとしたり、手を振り回す姿がみられる。
		A	相手に気持ちを伝えられない、また、伝わらないという不安や怒りがある。 興奮しているので、しばらく時間を空けて、再度声掛けが必要か。 車椅子に長時間座っていたことで、身体的苦痛を感じていた可能性もある。
		P	継続

▼ どこが悪かった？ ▼

❶ 看護問題が混在している

患者は高齢であり、右完全麻痺や全失語、認知力の低下などがあります。自分が置かれている状況が理解できず、また適応も困難な状況にあります。この事例では、不穏のおもな要因として以下の3つが考えられます。

1. 自分が表出したいことが伝えられない。
2. 病院にいる意味や、自分の置かれている状況が理解できない。
3. 疲労や身体的苦痛がある。

この場面では、客観的（O）情報には、「発語がない」「車椅子から立ち上がろうとする」「興奮している」という3つの情報が記載されています。そこには、発語ができないという意思表示の困難さ、車椅子から立ち上がろうとする転倒のリスク、不穏時の行動による身体損傷のリスク、という3つの異なる看護問題が混在しています。

❷ 興奮している現象しか記載していない

ここでは、患者が興奮している情報から、アセスメントに「しばらく時間を空けて対応する必要性」が挙げられています。確かに、興奮している患者に対応する行為としては間違いではありません。

ここで興奮している様子を、「看護師のほうを見ながら口を動かすが、発語はない」と記載したらどうでしょうか。口は動かしているけど声が出ない、または表現できない、伝えら

れないといった情報があれば、単に興奮している現象だけでなく、患者のもどかしさや理解してもらえない不安や怒り、悲しみを読み取ることができるのではないでしょうか。そこから、有効的なコミュニケーション方法はなにか考えることにつながっていくと思います。

　不穏が生じる背景や要因を把握するためには、患者の行動や言動を細かく観察することが重要です。また、情報を整理することで、適切な対処方法につながると考えます。

　不穏は、病棟や訓練中など1日をとおして、さまざまな場面で起こる可能性があります。そのため、患者とかかわる多職種と情報を交換し合うことも大切です。

　以下に紹介する良い例では、自分が表出したいことばが出ないことや伝えられないことからくる不穏の記録を示します。

良い例 ❷

日時	#		記録
○/○ 17:30	2	S	「あの、ほら……えーと。」
		O	16時に妻の来院があり、デイルームで過ごしている。妻が帰ると急に、病棟のドアを見ながら、ステーション内に響くほどの大声で顔を赤くして上記の発言をする。看護師がどうしたのか問うと、看護師のほうを見ながら口を動かすが発語はなく、顔を横に振り出し、左手で机を叩き出す。話しかけても返答はせずに、何度も左右に大きく左手を振る姿がみられる。
		A	今いる場所が理解できないことや、妻が帰ったという事実が認識できないこと、また、妻が帰る際に本人へどう説明しているのか、あるいは説明していないことからくる不安、さらに、なぜ自分が入院しているのか、どうして妻が自分を置いて行ってしまうのか、不安や怒りを感じているが、それらをうまく表出できない。それらから、不穏になっている可能性がある。そのため、わかりやすい表現や理解できるコミュニケーション方法（紙に書く、ジェスチャーを交えるなど）を用い、患者との意思疎通を図っていく必要がある。
		P	継続

記録の ポイント

▶失語症患者の不穏場面での患者の言動や行動を、ありのままに記載する。
　・患者が抱えている不安や身体機能を知ることができる。
　・患者とのかかわりのなかで、コミュニケーションのあり方を共通理解できる。
▶不穏が生じる場面を、多職種からも情報を得て記載する。
　・1日をとおして、患者の様子を知ることができる。
　・不穏を起こさない介入方法を検討するための情報源となる。
▶問題を整理して記載する。
　・整理して1つひとつ記載することで、適切なケアにつなげることができる。

おわりに

　不眠と不穏への対応は、むずかしいものです。しかし、一番つらい思いをしているのは、患者自身であることを忘れてはいけません。そのため看護師は、患者の精神面の変化や、どの時間帯で混乱や不安などが出現するのか、食事や排泄の状況、休息と活動のバランスなどを含めて、1日の生活を観察することが必要です。

　さらに、疾患や障害、服用している薬剤、療養環境の多数の要因が不眠・不穏に影響していないかを、早期にアセスメントする必要があります。そのため、看護記録に患者の言動や表情などの情報やアセスメントが、適切に記載されていることが求められます。

　その結果、タイムリーでより良い看護ケアの提供が可能となります。さらにその記録をチーム全体で共有することは、看護師だけでなく、多職種にとっても、多くの気付きや学びとなり、質の向上につながると考えます。

引用・参考文献

1)　回復期リハビリテーション病棟協会編.回復期リハビリテーション病棟の現状と課題に関する調査報告書.東京,回復期リハビリテーション病棟協会,2018,27-77.

第 4 章

サマリー、インシデント・レポート

1 各種サマリーの目的と書き方

JCHO湯布院病院地域連携室看護師長　佐藤　史

はじめに

　平成30年度は、6年に一度の診療報酬・介護報酬同時改定が行われました。改定の基本的視点と具体的方向性[1]では、地域包括ケアシステムの構築と医療機能の分化・強化、連携の推進が、重点課題の1つとなっています。とくに患者の状態に応じて質の高い医療が適切に受けられるとともに、必要に応じ介護サービスと連携・協働するなど、切れ目のない医療・介護提供体制が確保されることが重要です。

　さらに日本看護協会[2]では、在宅・介護領域の医療依存度の高い療養者が、尊厳を保持し自分らしい日常生活を送るためには、多職種が協働するチームで、安全で質の高いサービスが切れ目なく提供されることが必要であり、そのためには、看護職と介護職などが互いの役割を理解し、円滑に連携することが求められているとされています。

　入院期間（在院日数）の短縮などから、患者は入院後、早期にほかの医療機関や介護施設・在宅へと移っており、患者・家族への継続的なかかわりに向けた円滑な連携が、より重要視されています。

　そのため、ほかの医療機関や介護施設・在宅など、看護と多職種をつなぐための（切れ目のない）情報交換は重要であり、その1つとして、看護・介護サマリー（以下、サマリー）の役割は、とても大きな意味をもっていると考えます。

看護サマリーとは

　サマリーとは、看護の経過を要約したものです。それは、実践した看護と問題の経過、残っている問題は何か、どのように看護・介護を継続していくかを記録したものです。

　サマリーには、中間サマリー、担当看護師の交代（転棟・転科）時のサマリー、退院時サマリーなどがあります。

　また当院では、入院直後から72時間以内の患者の状態、家族を含めた環境確認や、看護問題の優先順位を含めた、評価と看護過程の立案を行う初期サマリーの記録（**表1**）を行っています。

　サマリー作成の目的は、中間サマリー（**表2**）では、①患者の問題の整理・確認をし、今

表 1 ■ 初期サマリー（文献 2 を参考に、JCHO 湯布院病院 地域連携室が作成）

患者 I D		患者氏名　湯布　太郎	生年月日　大正　⟨昭和⟩　平成　　19 年〇月〇日
年齢 73 歳	性別　⟨男⟩　女	入院日　平成 30 年〇月〇日	入院病棟　東〇病棟
病名　小脳梗塞		発症月日	担当看護師名　　　　　　病棟師長

看護診断 ＃ ＃			短期目標	
バイタルサイン の観察	体温 血圧		脈拍	呼吸
睡眠状態	睡眠時間　　　　時間　　　薬剤の使用　□有　☑無			
食事摂取量				
コミュニケーション	眼鏡　☑有　　□無　　　　補聴器　□有　　☑無　　　　　言語障害　□有　　☑無 ナースコールでの伝達　⟨可⟩　　不可　　　　　　　　　　失語症　□有　　☑無 【＊ナースコールを押すことができるよう必ず本人の手で握っていることを確認する】			
食事	場所【ベッド上、角度はベッドサイドのテープに合わせる】　　　　姿勢【車椅子座位】 咀嚼　□問題有　☑問題無　嚥下　□問題有　☑問題無　義歯　☑有　　□無 形態　【全粥・副食軟菜】　　アレルギー　□有　☑無　　義歯の洗浄は全介助			
排泄　　排尿)	尿意　☑有　　□無　　　　失禁　□有　　☑無 日中【洋式トイレで可】　　　夜間【尿器かポータブルトイレで可】			
排便)	便意　☑有　　□無　　　　失禁　□有　　☑無　　　　緩下剤　☑有　　□無 日中【洋式トイレで可】　　　夜間【ポータブルトイレで可】			
トイレへの移動	手順　☑有　　□無　　　　　□自分でできる　　☑少しの介助でできる　　□できない ＊手順の内容 【立ち上がりや便座や車椅子に座る際、軽度支えることで移動が可能　　　　　　】			
転棟・転落の 危険度	リスク　☑有　　□無　　　　　ベッドの位置　【多床室だが廊下から見える位置　　　　】 ベッドの向き　【　とくに設定なし　　　　　　　　　　　】 ベッドの種類　☑普通　□低床　□ベッド　　　ベッド柵の数　□0本　　□2本　　☑3本　　□4本 使用グッズ　☑有　　□無　　【転倒予防マット等の使用グッズ名　　　　　　　　　】 移動時の注意事項【めまいと嘔気の状態に注意しゆっくりとした動作にする】 【失調症状あり、体幹バランス不安定であり必ず体幹を支える】			
寝返り	手順　☑有　　□無　　　　　□自分でできる　　□少しの介助でできる　　☑できない ＊手順の内容　寝返る際はめまいの有無を確認し、本人の力を使いながらゆっくりと体位を変える			
起き上がり	手順　☑有　　□無　　　　　□自分でできる　　□少しの介助でできる　　☑できない ＊手順の内容　起き上がりの際、ベッド柵を握りをかけながら背中を支え起こす			
移乗	手順　☑有　　□無　　　　　□自分でできる　　□少しの介助でできる　　☑できない ＊手順の内容　座位でめまいの有無を確認し、いったん座位バランスを整えてから車椅子への移動を行う			
整容・洗面	手順　☑有　　□無　　　　　□自分でできる　　□少しの介助でできる　　☑できない ＊手順の内容　場所【洗面所】　姿勢【車椅子座位】 【歯磨きの準備、うがいはコップを使用、洗顔・洗顔後の顔を拭く動作はできるが洗面所で見守りを行う】			
更衣	手順　☑有　　□無　　　　　□自分でできる　　□少しの介助でできる　　☑できない ＊手順の内容　姿勢【車椅子座位】			
入浴	浴室内移動【車椅子使用】　　　洗身・先髪　　　　□自分でできる　　□少しの介助でできる　　☑できない 手順　☑有　　□無　　【めまいと悪心のため全身清拭・手浴・足浴・陰部洗浄を行う　　　　　】 ＊手順の内容　【本人の体調に合わせながら実施する】			
歩行	手順　□有　　☑無　　　　　□自分でできる　　□少しの介助でできる　　☑できない ＊手順の内容　　　　　　　　□杖　　　□歩行器　　□独歩			

初期看護サマリー

<良い記入例>

＊初期看護計画に沿って、要約をまとめてもよいです。
〇月〇日、小脳梗塞発症し〇月〇日回復期リハビリテーション目的で当院へ転院する。
入院時より動作にかかわらずめまいと悪心が持続しており、食欲なく食事摂取がほとんどできておらず、水分も 1 日 500 mL 未満と少量のため現在 1 日 1,500 mL の点滴を行っている。
離床は排泄時のみ介助にて車椅子でトイレまで行くが、そのほかは臥床していることが多い。他者とのコミュニケーションもあまりなく、話しかければ返答するが、自分から話すことはあまりない。
ナースコールでの伝達はできており、危険動作はない。
ADL はほぼ全介助状態であるが、めまい・悪心が軽減すれば自分でできることも増え、リハにも参加することができると思われる。
初期看護計画の評価から＃を追加する。

<悪い記入例>

小脳梗塞リハ目的にて回復期へ入院する。入院時より体動時のめまい・悪心が出現している。
食欲がなく水分を少量摂取し食事は拒食している。
離床もあまりできず、1 日中ベッド臥床していることが多い。
ナースコールでの伝達もできているが、自分から会話することは少なく、問いかけに対し返答する。
危険動作はないが失調症状があり、体幹バランス不良のため動作時の注意が必要。

表2 ■中間サマリー（文献2を参考に、JCHO 湯布院病院 地域連携室が作成）

						評価日	月	日

患者ID　　　　　　患者氏名 湯布 太郎　　　　生年月日　　　　　大正 **昭和** 平成　19年○月○日
年齢73歳　　性別 **男**　女　　　入院日 平成30年○月○日　　　退院予定日
入院病棟 東○病棟　　　サマリー記載者名　　　　　　　　　　病棟師長

病名 【小脳梗塞　　　　　】　発症年月日　　　年　　　月　　　日　　退院予定日 平成30年○月○日

活動	日常生活　自立度　□正常 □J1 □J2 □A1 □A2 □B1 □B2 □C1 □C2
寝返り	手順 ☑有　□無　　　□自分でできる ☑少しの介助でできる □できない ＊手順の内容　寝返る際はめまいの有無を確認し、本人の力を使いながらゆっくりと体位を変える
起き上がり	手順 □有　□無　　　□自分でできる ☑少しの介助でできる □できない ＊手順の内容　起き上がりの際、ベッド柵を握りをかけながら背中を支え起こす
屋内歩行	手順 □有　☑無　　　□自分でできる □少しの介助でできる ☑できない ＊手順の内容　見守りでの歩行器歩行と車椅子押し歩行が可能となっているが転倒予防を十分に行う
屋外歩行	手順 □有　☑無　　　□自分でできる □少しの介助でできる ☑できない ＊手順の内容　実施未
階段昇降	手順 □有　☑無　　　□自分でできる □少しの介助でできる ☑できない ＊手順の内容　実施未
移乗	手順 ☑有　□無　　　□自分でできる □少しの介助でできる ☑できない ＊手順の内容　座位でめまいの有無を確認し、いったん座位バランスを整えてから車椅子への移動を行う
屋外移動	手順 □有　☑無　　　□自分でできる □少しの介助でできる □できない ＊手順の内容　介助ありでの車椅子での移動
トイレへの移動	手順 ☑有　□無　　　□自分でできる ☑少しの介助でできる □できない ＊手順の内容　立ち上がりや便座や車椅子に座る際、軽度支えることで移動が可能
転棟・転落の危険度	リスク ☑有　　　ベッドの位置 【　　多床室だが廊下から見える位置　　　】 ベッドの向き 【　とくに設定なし　】 ベッドの種類 ☑普通 □低床 □ベッド　　　ベッド柵の数 □0本 □2本 ☑3本 □4本 使用グッズ ☑有 □無 【 転倒予防マットなどの使用グッズ名　　　　　　　】 移動時の注意事項【失調症状があり体幹バランス不安定であり、必ず体幹を支える】
排泄 排尿） 排便）	尿意 ☑有 □無　　　　失禁 □有 ☑無 日中【洋式トイレで可】　夜間【尿器かポータブルトイレで可】 便意 ☑有 □無　　　失禁 □有 ☑無　　　緩下剤 ☑有 □無 日中【洋式トイレで可】　夜間【ポータブルトイレで可】
整容・洗面	手順 ☑有 □無　　　□自分でできる □少しの介助でできる ☑できない ＊手順の内容　場所【洗面所】　姿勢【車椅子座位】 【歯磨きの準備、うがいはコップを使用、洗顔・洗顔後の顔を拭く動作はできるが洗面所で見守りを行う】
更衣	手順 □有 □無　　　□自分でできる □少しの介助でできる ☑できない ＊手順の内容　姿勢【車椅子座位】
入浴	浴室内移動【車椅子使用】　洗身・先髪 □自分でできる □少しの介助でできる ☑できない 手順 ☑有 □無 ＊手順の内容【浴室の椅子まで車椅子で移動、椅子の両側を手で握り座る】 埋め込み式の浴槽への出入りは介助にて可能
食事	場所【デイルーム】　姿勢【車椅子座位】　食事形態【米飯・軟菜】　アレルギー □有 ☑無 咀嚼 □問題有 ☑問題無　嚥下 □問題有 ☑問題無　義歯 ☑有 □無【義歯の洗浄は介助要す】
コミュニケーション	眼鏡 ☑有 □無　　補聴器 □有 ☑無　　　　　　　言語障害 □有 ☑無 ナースコールでの伝達 **可** 不可　　　　　　　　　失語症 □有 ☑無 【＊ナースコールを押すことができるよう必ず本人の手で握っていることを確認する】
対人関係	仕事【農業（米、野菜）】　家族関係【良好】　　　　　　本人の役割【戸主】 他者との交流　　　【消極的である、あまり交わろうとしない】　公的な役割【区長の経験あり】
楽しみ・趣味、生きがいなど	□有 ☑無 【　　　　　　　　　　　　　　　　】
抑うつ症状 認知面	□有 【□不眠 □不定愁訴 □表情の変化　　　☑無　　　　　　　　　　　　】 高齢者総合的機能評価：　　　　　　　　　　長谷川式認知症スケール　　　点 認知症自立度　　□正常 ☑I □II □IIa □III □IIIa □IIIb □IV □M
行動障害	□有 □せん妄 □徘徊 □　　　　　　☑無　　　　　　　　　　　　　】

入院中の看護の経過、看護評価

＜良い記入例＞
ADLの状態は別紙参照、一部介助から全介助状態
小脳梗塞を○月○日発症し、回復期リハビリテーション目的で当院へ○月○日転院。
入院時よりベッド臥床時以外は、めまいと悪心が出現するため、排泄以外はベッド上で過ごすことが主となっている。
食事や水分摂取量が少ないため1,500mL/日の輸液を行っている。
倦怠感もともなっており離床が難しいが、ベッドアップで座位に慣れてもらい、座位時間の延長を目指す。
また、排泄以外でも車椅子で過ごす時間をつくっていく。

入院時からの看護計画の評価も行い、解決した問題と、残された問題、新たな問題についてアセスメントし看護過程の展開を行う。
身体的・精神的・社会的、家族の状況についてもアセスメントする。

＜悪い記入例＞
小脳梗塞、リハビリテーション目的で回復期へ入院する。
食欲なく水分は少量、食事も拒否し摂取量は少なく点滴を実施している。
セルフケアは一部介助から全介助状態である。
症状に合わせて離床を勧める。今後は自宅退院を希望している。

定期的な患者の状態を要約するので、部分的でなく全体的に評価し、なるべく詳細にまとめていく。

今後の問題点	＊入院生活のなかで残されている問題を記載してください。

表3 ■ 看護師間、看護と多職種間の退院時サマリー（その1）（文献2を参考に、JCHO 湯布院病院 地域連携室が作成）

看護サマリー　　　　　例：○○施設様　御中 記載者（看護師名）　　　（看護師長名）	記入日　　　年　　　　月　　　　　日 JCHO　湯布院病院　〒879-5193
下記患者様の入院中の経過についてご報告申し上げます。 ご不明な点につきましては、お手数ですが当院までお問い合わせください	大分県由布市湯布院町川南252番地 TEL　0977-84-3171　　FAX　0977-84-3969

入院期間：平成　　　年　　　月　　　日～平成　　　　年　　　　月　　　　　日　　　入所日　　　年　　　月　　　日

フリガナ　ユフ　タロウ 氏名　　湯布　太郎様	生年月日：大正　（昭和）　平成　19年○月○日　73歳
	性別　　　☑男　　□女

住所　　大分県○○市○○町○○○番地 病名　　小脳梗塞	電話番号 緊急連絡先 ①【　　妻　　】　（電話番号） ②【　長男　　】　（電話番号） ③【　長女　　】　（電話番号）
医療保険　　国民保険	
介護保険　　取得末 　（取得済）　要支援　　（要介護）	主介護者　　湯布　花子　｜続柄：妻
身体障害者手帳　　　　級	介護の協力者　①湯布　花代　｜続柄：長女 　　　　　　　　②　　　　　　　｜
生活保護の有無　　有　　（無）	

【良い例】現病歴（入院までの経緯） 平成30年○月○日23時ごろより回転性のめまいが出現したが、そのまま自宅で様子をみていた。意識ははっきりしており会話も可能、うなずいたりする動作もできていたが、歩行がふらふらと不安定症状が続き、家族が運転する車で○○脳神経外科を受診した。車に乗降時は動作が不安定であったため、妻と息子が両側から支えていた。 ○○脳神経外科にて小脳梗塞の診断あり、急性期治療目的で同病院へ緊急入院、○月○日まで点滴・内服薬での治療を行い、急性期リハを実施。全身状態が安定しリハ継続の必要性が説明され、患者・家族ともにリハ継続およびA病院への転院。 希望あり。 ○月○日A病院回リハ病棟への入院となる。	【悪い例】現病歴（入院までの経緯） 平成30年○月○日23時ごろより回転性のめまいが出現したが、そのまま自宅で様子をみていた。翌日になっても症状が改善しないため、○○脳神経外科を受診検査の結果、脳梗塞の診断あり治療目的で入院となる。 点滴を実施し、全身状態の安定したことで、A病院回リハ病棟への入院となる。
1. 発症時にどのような状態で受診したのかを記載 　　例：自家用車、救急車、タクシーなど 2. どのような状態で受診したのかを記載 　　例：意識の状態、歩行状態、会話した内容など 3. どの病院で、どのような治療が行われ、A病院への転院目的 　　転院に際し、患者や家族の入院目的や思いも記載	1. どのような症状が出現し、続いていたのかが記載されていない。 2. どのような手段を利用し受診したのか、その際の状態や誰と一緒に受診したのかが記載されていない。 3. A病院への転院目的が記載されていない。

【良い例】入院中の経過 入院時評価において理学療法・作業療法を開始した。 回転性めまいが持続しており、食事摂取が十分できず、食事摂取状況の確認を行い、必要に応じ家族へ協力を依頼した。 徐々に食事量も増えてきたが、めまいが持続したことで、ベッドからの離床が積極的にできず、2分間程度の端座位から徐々に離床を促していった。 現在、日中は介助にて車椅子での移動可能となり、めまいもなくトイレと病室との往復ができている。 ADLの状態に関する詳細は別紙参照	【悪い例】入院中の経過 入院時評価において理学療法・作業療法を開始した。 めまいが持続しており、食事摂取が十分できず食事量の確認を行い、必要に応じ家族へ協力を依頼した。 徐々に食事量も増えたがめまいが持続したことで離床ができず、端座位から徐々に離床を促していった。 現在、日中は介助にて車椅子での移動可能となり、めまいもなくトイレと病室との往復ができている。 ADLの状態に関する詳細は別紙参照

バイタルサイン　【測定日　　　年　　　月　　　日】 　体温（36℃）　脈拍（75/分　整脈）　呼吸（13/分） 　血圧（130/80　　左上肢で測定） 　その他必要なデータを記載 　身長（　　cm）　　体重（　　kg）	内服薬 点眼薬・湿布・坐薬・軟膏等 　・背部に湿疹あり、毎日朝と眠前に軟膏を塗る 　・白内障のため3回/日の点眼 　　自己管理の可否　　　可　　　（不可） 　　管理方法　　　　本人　　（他者）
かかりつけ医療機関　　かかりつけ医 　内科　○○病院　　　　　　　Dr 　泌尿器科　○○病院　　　　　Dr	
処置・ケアなど 　・水分摂取量が少ないので1,500mL/日を目標に飲水を 　　勧める	感染症　□有　☑無 　有の場合は、その感染症を記載 　　　　　　　本人　（他者）
日常生活自立度　　□正常　□J1　□J2　□A1　□A2　□B1　□B2　□C1　□C2	

表3 看護師間、看護と多職種間の退院時サマリー（その2）

寝返り	手順 ☑有 □無 □自分でできる ☑少しの介助でできる □できない ＊手順の内容 寝返る際はめまいの有無を確認し、本人の力を確認しながらゆっくりと体位を変える
起き上がり	手順 ☑有 □無 □自分でできる ☑少しの介助でできる □できない ＊手順の内容 自分でベッド柵を握り起き上がれるが、背中を少し支えることで容易に起き上がれる
屋内歩行	手順 ☑有 □無 □自分でできる ☑少しの介助でできる □できない ＊手順の内容 歩行器か車いす押し歩行ができるが、歩行状態を確認しながら選択する
屋外歩行	手順 ☑有 □無 □自分でできる □少しの介助でできる ☑できない ＊手順の内容 屋外は転倒の危険性があるため入院中には実施できていない。車椅子での移動を主とする
階段昇降	手順 ☑有 □無 □自分でできる □少しの介助でできる ☑できない ＊手順の内容
移乗	手順 ☑有 □無 □自分でできる ☑少しの介助でできる □できない ＊手順の内容 座位でめまいの有無を確認し、いったん座位バランスを整えてから車椅子への移動を行う
屋外移動	手順 ☑有 □無 □自分でできる □少しの介助でできる ☑できない ＊手順の内容
トイレへの移動	手順 ☑有 □無 □自分でできる ☑少しの介助でできる □できない ＊手順の内容 立ち上がりや便座や車椅子に座る際、ゆっくり動作するよう声掛けし移動が可能
転棟・転落の危険度	リスク ☑有 □無 ベッドの位置【廊下から見える位置に設置 】 ベッドの向き 【とくになし】 ベッドの種類 ☑普通 □低床 □ベッド ベッド柵の数 □0本 □2本 ☑3本 □4本 使用グッズ ☑有 □無 【 転倒予防マットなどの使用グッズ名 】 移動時の注意事項【失調症状あり、ゆっくり移動するよう声掛けを行う 】
排泄 排尿）	尿意 ☑有 □無 失禁 □有 ☑無 日中【洋式トイレで可】 夜間【尿器かポータブルトイレで可】
排便）	便意 ☑有 □無 失禁 □有 緩下剤 ☑有 □無 日中【洋式トイレで可】 夜間【ポータブルトイレで可】
整容・洗面	手順 ☑有 □無 □自分でできる ☑少しの介助でできる □できない ＊手順の内容 場所【洗面所】 姿勢【車椅子座位】
更衣	手順 ☑有 □無 □自分でできる □少しの介助でできる ☑できない ＊手順の内容 姿勢【車椅子座位】
入浴	浴室内移動【車椅子使用】 手順 ☑有 □無 □自分でできる ☑少しの介助でできる □できない 洗身・洗髪 □自分でできる □少しの介助でできる ☑できない
食事	場所【デイルーム】 姿勢【車椅子座位】 咀嚼 □問題有 ☑問題無 嚥下 □問題有 ☑問題無 義歯 ☑有 □無 形態【米飯・副食軟菜】 アレルギー □有 ☑無
コミュニケーション	眼鏡 ☑有 □無 補聴器 □有 ☑無 言語障害 □有 ☑無 備考 失語症 □有 ☑無
買物	手順 □有 ☑無 □自分でできる □少しの介助でできる ☑できない ＊手順の内容
家事	調理 頻度【0】 □自分でできる □少しの介助でできる ☑できない 掃除 頻度【0】 □自分でできる □少しの介助でできる ☑できない 洗濯 頻度【0】 □自分でできる □少しの介助でできる ☑できない
対人関係	仕事【農業（米、野菜） 】 家族関係【良好 】 本人の役割【戸主 】 他者との交流 【消極的である、あまり交わろうとしない 】 公的な役割【区長の経験あり 】
楽しみ・趣味、生きがいなど	□有 ☑無 【 】
宗教	☑有 □無 備考【仏教 】
金銭管理（経済状態）	自分と妻の年金 月〇〇万円の現金収入 経済状況は問題はない
住環境	家屋【2階建て】 就寝環境 ☑ベッド □特殊寝台 □布団 浴室 ☑半埋め込み □埋め込み トイレ ☑洋式 □和式 手順 ☑有 □無 段差 ☑有 □無 □据え置き 日中主に過ごす部屋
認知面	高齢者総合的機能評価： 長谷川式スケール 認知症自立度 □正常 ☑Ⅰ □Ⅱ □Ⅱa □Ⅲ □Ⅲa □Ⅲb □Ⅳ □M
行動障害	せん妄 □有 ☑無 不穏症状 □有 ☑無
主訴	自分の思うように動けない

疾患や治療への理解
　これからもリハビリテーションを続ける必要がある、今回の病気は長い目でみないといけない。
　また病気にならないためには、ちゃんと治療を続けることが大切。薬は勝手にやめてはいけない。

家族構成 妻と2人暮らし 　子供 長男 40代 患者とは別世帯、近くに在住 　　　 長女 30代 〇〇市〇〇町在住	家族関係 関係性に大きな問題はなく、病状説明などは子どもたちも一緒に受けており、方向性の確認もできている。妻とともに、長男が今後の方針を決定していくキーパーソンの役割を果たしている。
本人の思い・ゴール 　自宅で過ごしたい 　自分のことは自分でやりたい	家族の思い 自宅での退院を決定したが、本当に介護ができるかが不安。困ったときに相談できる方がいるのは安心です。（ケアマネジャー〇〇さん）
大切にしているもの（こと） 　家族	
1日の過ごし方 午前 起床（6時ころ） 主にリハビリテーション 午後 主にリハビリテーションとレクリエーション、または入浴 　　 （介助浴3回／週） 夜間 就寝（21時ころ）	性格 もともとは外向的で明るかったが、現在は他者とのかかわりを少なくしている様子。妻とは会話があるが、そのほかの人に対しては交流が少ない。

今後の問題点 ＊その方にとって問題となる内容を記載してください。
・失調症状があり体幹バランスが安定していないため、転倒の危険性がある。
・再発予防 ・外出など他者との交流の機会が少なくなっているなど。

後のケアのポイントと方法について記録する、②看護ケアの評価を行い、技術向上の資料とする、③継続看護・介護に必要な情報を提供する、です。

定期的にサマリーをまとめることで、看護の振り返りとともに、現在の問題の優先順位や患者目標を明確にすることができます。また、その内容を可視化することで、チーム全体でのケアの取り組みにつながると思います。

退院時サマリー（**表3**）では、①退院時、入院中に実践された援助の過程を要約し、問題は解決されたのか、残された問題の有無を記録する、②入院中に得られた成果が退院後も維持できるように、継続看護・介護の内容を記録することが求められます。

担当看護師が交代する際のサマリーでは、入院中の経過と評価や処置、心理面、社会的背景など、継続的なケアとして必要なケア内容を記載します。

入院中、看護を継続するには常にPDCAサイクルを展開させ、その内容を記録に残していくことが必要です。

プライマリーナースが常に患者にかかわることは、交代勤務を主とする看護師にはむずかしいことです。プライマリーナースが不在時でも、計画に沿った看護が提供でき、また、その看護の評価や修正がされ、必要な看護を常に提供するには、かかわった看護師が、正確な内容を記録に残していくことが必要で、それこそが継続看護の要になるのではないでしょうか。

なぜ、その看護を行うのか、その根拠や方法を記録で示し、看護スタッフの誰が見ても実践できるような内容にすることが大切です。日々の記録を正確に行うことで、各種サマリーの内容がさらに充実すると思います。

リハビリテーション看護の視点での看護サマリーとは

リハビリテーション（以下、リハ）看護領域の看護師が書くサマリーでは、ただ単に、入院中に患者自身が行っていたADLやIADLのことを書くだけでは不十分です。

宇都宮[3]は、「病棟看護師は患者家族の身近な存在であり、『医療的な視点、生活の視点』をあわせもち、患者を患者としてとらえるのではなく、『生活者』としてとらえること、そのうえで、患者・家族のニーズを統合的にアセスメントし、トータル的なケアを提供するケアマネジメント能力が求められている」と述べています。

●医療的な視点

「医療的な視点」とは、医療管理上の課題や医療処置のことです。治療経過に沿って、退院後継続する必要性のある問題を挙げる、疾患管理はどのように、どの程度理解し受容できているのか、その段階と、どのような介入を行ってきたのか、という視点です。

また、医療処置の方法と指導内容、それに関する患者・家族の理解度、苦痛時の対応方法

も必要です。さらに、医療機器使用時の際は、使用方法や手順の記載は当然のことながら、その医療機器名（型番）や、機器の故障時などに依頼するメンテナンス先（会社）まで記載しておく必要があります。

とくに、継続的な医療的処置内容の情報は、その施設や自宅に合わせた、実施可能な方法を提供する必要があります。医療機関で実践できることが、そのまま介護施設や自宅で実践可能であるとは限りません。物品の準備1つにしても同様で、入院中から次の療養先との情報交換を行うのが望ましいです。

例えば、痰の吸引が必要な患者では、吸引時の手順や手技（吸引チューブのサイズや吸引時の体位、1回の吸引実施時間など）のほかに、吸引時にはチアノーゼの有無や吸引した痰の性状など、全身状態を観察する必要があります。

入院中に観察した内容や患者の日ごろの状態など、1つひとつのケアに関する細かな情報伝達をすることで、継続的なケアの実施ができるのではないかと考えます。

●栄養サポート

また、栄養サポートも重要な項目の1つです。この栄養サポートに関する湯布院町内での連携を紹介します（**表4**）。

当院を含む湯布院町内の3つの医療機関と、6つの介護施設で「ゆふいん・食の連携チーム」が活動をしており、その活動の1つとして食形態の一覧表を作成し、連携チーム先に配布しています。医療機関や施設によって形態の表現方法が違いますが、この一覧表で食形態が確認でき、個々に合った食形態での食事提供が可能となりました。

このように、連携チーム内でサマリーが行き交う場合に、チーム内での共通のツールとして使用されているものがあれば、それを活用し、患者が生活する場所に沿ったケアの情報伝達が可能となります。

●生活の視点

「生活の視点」とは、その人にとって入院はあくまでも人生の通過点であり、患者は「生活者」ということです。患者の活動・参加、患者を取り巻く環境、ADL・IADLなどに関し、常日ごろからその患者はなにができて、なにに援助を必要とするのか、どのような援助方法を行ってきたか、生活を送るうえで、大切にしていることはなんなのかなど、「その人」の生活をきめ細やかに1つひとつアセスメントし、その内容を具体的に記録し、紙面の上からでも、「その人らしさ」がイメージできることが重要だと考えます。

よく用いられる記録内容として「排泄動作一部介助」というのがあります。しかしこれでは、どの部分は自分で行うことができ、どの部分に介助が必要なのかが、記録上からは見えてきません。この場合には、「いつ」「誰が」「どのように」「どうするのか」など、患者自身が実際に行える動作と、どのような介助が必要なのかを簡潔明瞭に記載し、患者のADLが見える記録とすることが必要です。

表4 ■ 湯布院町内の食形態一覧（ゆふいん・食の連携チームにて作成）

形態	主食	B病院	C病院	湯布院病院	D施設	E施設	F施設	G施設	H施設	I施設	J施設
均質で付着性、硬さに配慮したゼリー				エンゲリード							
均質で付着性、凝集性、硬さに配慮したトロミ水			トロミ水	トロミ茶	トロミ水		トロミ茶				
ゼリー・プリン・ムース状のもの	重湯、ミキサー粥のゼリーなど	ゼリー食	ゼリー（自己負担）	嚥下ゼリー食	ゼリー（自己負担）		ゼリー食		ゼリー（自己負担）		
ピューレ・ペースト、ミキサー食など	粒がないペースト状の重湯や粥	ミキサー食	練り食	ミキサー食	練り食	ミキサー食	ミキサー食	ミキサー食	ミキサー食	ミキサー食	練り食
スプーンですくって食べることが可能なもの	やや不均質でも軟らかく、離水もなく付着性も低い粥類	ムース食									
形はあるが押しつぶし、食塊形成や移送が容易	離水に配慮した粥など		ソフト食	ソフト食	ソフト食	ソフト食					ソフト食
硬さ、ばらけやすさ、貼りつきやすさがないもの	軟飯・全粥	軟飯・軟菜食	軟菜食	軟菜食	軟菜食		軟飯・極刻み食	軟菜食		軟飯・刻み食	軟飯・刻み食
		常食	常食	常食	常食	常食	常食	常食	常食	常食	常食
コップの移し替えが容易で細いストローでも十分に吸えるもの		200mLにさじ1杯	トロミ1	つるりんこ200mLに1.5g	トロミ1	200mLに小さじ1~1.5杯	ネオハイトロミール31.5g	200mLに備え付けスプーンで0.5杯	個人に合わせて対応（トロミエール）	サナスロードスプーン1/4杯	
ストローで吸うこともできるが、細いストローで吸う場合は力が必要		200mLにさじ1杯	トロミ2	つるりんこ200mLに3g	トロミ2	200mLに小さじ2杯	ネオハイトロミール33g	200mLに備え付けスプーンで1杯	個人に合わせて対応（トロミエール）	サナスロードスプーン1/2杯	トロミエール
コップを傾けてもすぐに縁まで落ちてこない、ストローの使用は適さない			トロミ3	つるりんこ200mLに6g	トロミ3	200mLに小さじ3杯	ネオハイトロミール36g	200mLに備え付けスプーンで2杯	個人に合わせて対応（トロミエール）	サナスロードスプーン1杯	
		極小、刻み粗刻み~一口大	一口大粗刻み	一口大	一口大粗刻み	一口大極小刻み	一口大極刻み	極刻み粗刻み	個人に合わせて対応	一口大、粗刻み、極刻み	
				リカバリーSOY、リカバリー"Mini、ペプタメンAF、ニュートリードなど		アイソカルエコフロー			アイソカル®	なし	
		業者へ委託し調整	業者へ委託し調整	病院：一部チルド	業者へ委託し調整	業者へ委託し調整	施設で調理	施設で調理	昼ディサービスタ食は指定の加工所で調理	業者へ委託し調整	業者へ委託し調整

この「医療」と「生活」の視点から、患者を1人の生活者としてとらえたサマリーを記録することこそが、リハ看護の専門的視点ではないかと考えます。

●患者を取り巻く環境

また、家族など患者を取り巻く環境に関する記録の項目も重要です。とくに在宅療養を目指す場合は、おもな介護者に関して、介護に関する思い、介護力、時間、家族の健康状態、家族の協力者、家族と患者の人間関係、家族の性格・経済力、そして、家族の病状への理解とその受容段階など、介護の中心となる家族の情報はなくてはなりません。

チームの一員である看護師は、「生活の再構築」に携わることも多く、その生活の再構築に向けては患者・家族の意思決定と、それを支援することが重要となってきます。患者・家族にとって入院時に退院後の方向性を考えていくことはむずかしいこともありますが、看護師は、その退院後の生活を見据えていくことが必要です。

ひとことで意思決定支援といっても、患者・家族とのかかわりのなかからみえてくることも多くあります。患者と家族の思いを聞くためには、患者や家族とのコミュニケーションをもち、向き合い、信頼関係を築いていくことも重要です。

療養先が変わっても、患者・家族が誰と、どこで、どのように生活していきたいと考えるのか、その実現に向けて誰に、なにを依頼していくのか、家族の思いとのすり合わせや、退院後どこで、どのように生活をしていくのか意思決定を確認していくこと、さらには、そのことをサマリーに記録し伝えることが大切です。

記録における看看（連携）継続看護・他職種との連携

どの病期でも、看護と他職種をつなぐバトンとして、看護サマリーの果たす役割は大きいといえます。

直接的・間接的なケアが実践されていなければ、記録をすることは困難です。サマリーに限らず、患者・家族とどのくらいかかわってきたのか、そのかかわり方や内容によって、情報の提供量は変わってくるのではないでしょうか。より充実したサマリーにするためにも、日々実践した看護を正確に記録することが重要です。

私たちが発信するサマリー内容は、受け取る側にとって必要な内容であるのか、伝えたい内容はどこまでが十分なのかは、受け取る側の受け止め方によって違いがあると思います。患者が生活する場所で継続看護・介護をすみやかに開始するには、発信する情報の重要性を踏まえた、記載内容の量と質が求められます。

記載内容が多いと記録そのものに負担感があり、目をとおすのも大変になります。少なくても、情報不足で継続看護・介護が速やかに開始できないかもしれません。

「その人」が退院したその瞬間から、継続看護・介護が開始できるベストな環境を提供す

るためにも、記載内容の量・質ともにそろっていることが望ましく、そのためには、自分たちがこのサマリー内容を受け取った際に、速やかに看護や介護が開始できるのか考え、受け取る側の職種に沿った記録内容とすることが大切です。

例えば、病棟看護師が一生懸命書いた看護サマリーが、施設側や在宅側の担当者（多職種を含む）にとってはほとんど役に立たないのでは、看護サマリーを書いた意味がありません。なおかつ、看護サマリーを書くにあたって費やした労力が無駄になります。

看護サマリーが有効に活用されるためには、病院を退院した直後から「継続看護」が実践されるようにすることが大切です。引き継ぎ内容として、宇都宮[4]らは、①病状・治療の経過、病状の理解・受け止め、②患者・家族への病状説明の内容、③退院後も継続する医療管理と指導内容、④退院時の ADL・IADL と必要な支援内容、⑤社会資源の活用状況、⑥家族の状況・介護力、を挙げています。

さらに、入院中には解決できなかった問題が課題として残されている場合、どのような課題があるのかを、次の担当者へ引き継ぐことも重要です。

サマリー用紙の記載内容が施設ごとで違っていても、看護・介護を引き継ぐ側の求めに応じることが、重要なポイントです。大切なのは、患者像が見えるサマリーとすることです。

また、看護サマリーのみでの継続看護ではなく、他職種との「顔の見える関係づくり」も重要であり、継続看護のためには紙面が行き交うだけでなく、可能な限り、退院前に訪問看護師やケアマネジャーなど、患者が必要とする専門職と直接顔を合わせ、情報交換を行い、紙面だけでは伝わりにくい内容を伝えることも必要ではないかと考えます。

その際、それぞれの専門性を尊重することは重要ですが、看護師が専門的な視点をもって情報交換を行うことは、とくに求められていることだといえます。

看護サマリーにおける個人情報の保護と取り扱い

看護サマリーも診療録の1つです。そのため、個人情報の保護に関する法律[5]では、「個人情報は、個人の人格尊重の理念のもとに慎重に取り扱われるべきものであることをかんがみ、その適正な取り扱いが図られなければならない」と謳われています。とくに退院時の看護サマリーは、自部署を越えてほかの機関へ情報を渡すことになります。倫理的配慮を踏まえ、対象である患者や家族の尊厳を重視し、厳重な個人情報の取り扱いが必要です。

退院時の看護サマリーの取り扱いについては、自施設内で取り決めがあると良いと思います。

おわりに

　記録は実践した看護の証明であり、責任をともなうものです。しかし、臨床現場では、記録は後回しになっている現状があります。伝えたい項目を挙げた結果、その項目が多くなり、記録に要する時間がさらに増えることは、必要なことであると理解はしていても、看護師にとっては負担感ばかりが先行してしまいます。本当に必要な情報を簡潔明瞭に記載できるよう、各施設での工夫が必要です。

　私たち看護師が書く看護サマリーの中心は、いつ、いかなるときでも、患者であり家族であることを常に念頭に置き、さらに、看護サマリーをとおして「その人らしさ」が支えられる、患者・家族にとっても、看護・介護をつなぐために情報提供する側・される側にとっても、紙面のなかにも相手の立場に立った「思いやり」のある、役立つ記載内容となるようにしたいものです。

引用・参考文献

1) 厚生労働省. 平成30年度診療報酬改定の基本方針. http://www.mhlw.go.jp/stf/shingi2/0000187430.html（2018年6月参照）
2) 日本看護協会. 在宅・介護領域における「多職種情報共有シート」－目的と使い方－. https://www.nurse.or.jp/nursing/zaitaku/kaigoshisetsu/index.html（2018年6月参照）
3) 坂井志麻. "「地域居住の継続」を目指す退院支援：病棟看護師に求められていること". "退院支援の実際：情報提供のあり方". 退院支援ガイドブック：「これまでの暮らし」「そしてこれから」をみすえてかかわる. 宇都宮宏子監. 東京, 学研メディカル秀潤社, 2015, 37.
4) 北由美. "退院支援における連携書式の活用：病院と地域をつなぐ連携書式". これからの退院支援・退院調整：ジェネラリストナースがつなぐ外来・病棟・地域. 宇都宮宏子ほか編. 東京, 日本看護協会出版会, 2011, 158.
5) 看護記録に関する指針. 日本看護協会. 2018. https://www.nurse.or.jp/home/publication/pdf/guideline/nursing_record.pdf（2018年6月参照）

2 インシデント・レポートの目的と書き方

広島市立リハビリテーション病院医療支援室看護師長　**西山史江**

インシデント・レポートの目的と意義

　インシデント・レポートは提出することが目的ではなく、リスクを把握するものであり、事故防止のために利用するものです。インシデント・レポートシステムは、ハインリッヒの法則に基づいています。それは、1件の重大な事故が起こったときには、その背後に29件の中等度、または軽度のインシデントが発生しており、その背後には、さらに300件のヒヤリ・ハッとする事象が存在しているという法則です[1]。

　医療は、多くの過程をたどり、多職種がかかわっています。そのなかで発生するインシデントは、1つの原因や、1人のエラーで起こったことではありません。そのため、インシデント・レポートの記載は、発生したインシデントの振り返りになるとともに、組織に潜在するリスクの共有になります。そして、対策を実践することにより、患者の安全確保ができます。さらに、インシデントを隠すのではなく、報告しようとするスタッフの行動は、組織の安全文化の醸成につながります。

　このように、患者にとっても医療者にとっても、インシデント・レポートは有益なものなのです[2]。

インシデント・レポートの書き方

　当院は、Safe Master インシデント報告システムを導入しています。チェックボックスと自由記載項目が併用された様式です。

　当院で報告されるインシデントのうち、一番多いものは、全体の40%を占める患者の転倒・転落に関する事例です。次に多いのが、内服薬に関する事例です。そこで、2つの事例を用いてインシデント・レポートの書き方を7つの項目に沿って考えましょう。

Case1

病室でバランスを崩して転倒した場面（表1参照）

● サロン後に、帰室した患者から声が聞こえるので、訪室すると、患者が廊下側に頭を向けた状態でうつぶせに倒れていた。患者は、自分で端座位になり、靴をとろうと前傾姿勢になったときにバランスを崩して、転倒したと話した。

それではここから、Case1のインシデント報告書（**表1**）の書き方を解説します。

①タイトル

インシデント・レポートの概要が、一目でわかるようなタイトルをつけます。タイトルが内容を簡潔明瞭に示していれば、振り返りのときや集計時、情報共有時に、内容の把握が可能になります。

Case1は、看護師が床にうつぶせで倒れている患者を発見し、患者から転倒したことを伝えられた事例です。さらに、ナースコールが患者の手の届かないところにあったことを看護師が気付いていたので「ナースコールが届かず、自己トランスによる転倒」とタイトルをつけました。

②事象レベル

発生したインシデントが患者にどの程度影響があったかを判断し、事象レベルを決定します。

当院のインシデントレベル分類を**表2**に示します。インシデントは、レベル0からレベル3aです。レベル3b以上はアクシデントに分類し、アクシデントレポートで報告します。

Case1では、インシデントが患者にどのような影響があったのかを確認すると、バイタルサインは、脈拍が109回/分と少し頻脈となっていますが、今のところ外傷はありません。現段階では、転倒は発生しましたが、患者に大きな影響がないことから、レベルは1と判断しました。その後、骨折や外傷が見つかった場合は、再度患者への影響を判断し、レベルを修正します。

③報告者、発見者、当事者以外の関連職種、当事者

当事者はもちろんですが、発見者もインシデント・レポートを書くことができます。したがって、本インシデント・レポートは、報告者が「発見者」であるのか、「当事者」であるのかチェックする項目を設けています。そのほか、インシデントに関係した職

表2 インシデントレベル分類

	事象レベル
0	仮に実施されても患者への影響は小さかった
1	実施されたが患者への実害はなかった
2	処置や治療は行わなかった
3a	簡単な処置や治療を要した
3b	濃厚な処置や治療を要した
4a	永続的な障害や後遺症が残った。有意な機能障害や美容上の問題はない
4b	永続的な障害や後遺症が残り、有意な機能障害や美容上の問題をともなう
5	死亡（原疾患の自然経過によるものは除く）

表1 ▪ 転倒・転落のインシデント・レポート（Case1）

インシデント報告書

	定義名	一般
	報告書No	＊＊9＊
	報告日	2017年＊月＊日
①	●タイトル	ナースコールが届かず、自己トランスによる転倒
	○基本項目	
②	事象レベル	レベル1
③	報告者	【報告者部門】 ＊＊＊＊＊＊＊＊ 【職員番号】 ＊＊＊＊＊＊＊＊ 【報告者氏名】 ＊＊＊＊＊＊＊＊ 【報告者職種】 看護師 【報告者の年齢】 ＊＊＊＊＊＊＊ 【職種経験年月】 10年7カ月 【部署配属年月】 6年7カ月
	発見者	当事者本人(報告者)
	当事者以外の関連職種	【当事者職種】看護師
④	発生日時	【発生日時】 2017年11月＊日 15時＊＊分 頃 【曜日区分】 閉院
	発生場所	【発生場所】 病室 【関連診療科】 リハビリテーション科
⑤	患者	【患者の数と区分と診療科】1人 入院 看護科＊階 リハビリテーション科 【患者ID】07000＊＊＊＊＊ Aさん 【患者の年齢】 6＊歳 【患者の性別】 男 【疾患名】 被殻出血 【患者の状態】 左半身麻痺 【高次脳機能障害】注意障害 左半側空間無視 左身体失認
⑥	●転倒・転落	【事例の内容】 転倒・転落 【発生場面】 移乗中 【発生時の工程】 オーダリングによる計画または指示の作成 【使用中の薬剤】 睡眠安定剤：サイレース 【転倒・転落回数】初回転倒 危険度Ⅱ 【転倒・転落防止策】3点柵 足元車椅子設置 【安静度】 要介助 【移乗手段】車椅子 【説明】転倒転落防止対策説明済み
	発生要因	【当事者の行動】 確認を怠った 【その他】 教育・訓練
⑦	事例の具体的内容	15:00 サロンが終わり、自室に搬送した。 15:30 自室前を通りかかると「だれか起こして」と声が聞こえてくる。訪室すると患者が廊下側に頭を向けた状態でうつぶせになっている。看護師2人がかりでベッドへ移乗し、全身状態の観察を行う。血圧133/90mmHg、脈拍109回/分。打撲や皮膚損傷はみられず、意識レベル低下なし。経緯を問うと、自己で端座位になり、靴をとろうと前傾姿勢になったところ、バランスを崩して転倒したと言われる。本人いわく、健側である右側へ転倒し、自己で頭の向きを廊下側に変えたとのこと。この際ナースコールは、ベッド左側にあり、患者の手の届かない位置にあった。
	事例の背景要因の概要	左半側空間無視、左身体失認あり。支えるものがないと座位バランスを保つことは困難である。靴を履こうと前傾姿勢になったため、バランスを崩して転倒に至ったと考えられる。また、ナースコールが手元になかったため、スタッフに介助を依頼することができなかった状況も、1人で行動されるに至った一因であると考えられる。
	改善策	患者は、転倒したことにより自己判断で行動することが危険であると認識されたようであり、患者には注意喚起とし、3点柵と足元車椅子設置の対策を継続する。患者搬送後は、必ずナースコールの位置を確認し、環境調整を行ってから退室することを周知する。

第4章 サマリー、インシデント・レポート ❷ インシデント・レポートの目的と書き方

種があれば、その職種も記載します。

Case1は、患者の転倒・転落の事例ですから、当事者は患者です。看護師が、床にうつぶせになっている患者を発見しています。そこで、インシデント・レポートを記載する看護師は「発見者」になります。

④発生日時、発生場所

ここでは、インシデントがいつ、どこで発生したのかを記載します。当院では、項目を統一し、チェックボックスで記載するようにしています。そうすると、当院で発生する転倒・転落のインシデントが何時にどこで発生するのか、転倒・転落事例の発生時間帯や、発生場所の傾向を分析することができます。

Case1は、患者の声を聞いて、床にうつぶせになっていた患者を発見しているので、患者を発見した時間を記載しています。

⑤患者情報

患者の転倒・転落に関するインシデントは、患者要因を考慮しながら検討する必要があることから、患者情報はとても重要です。なぜなら、患者の転倒・転落対策には、環境要因と患者要因を把握したうえで、個別の対策立案が必要になるからです。

Case1は、年齢、疾患名とともに、身体的な障害（左半身麻痺）、高次脳機能障害（左半側空間無視、左身体失認）があることを記載しています。

⑥転倒・転落（内容分類）、発生要因

当院は内容分類項目を、病院機能評価機構の医療事故収集事業で設定されている項目に合わせ、「薬剤」「輸血」「治療・処置」「医療機器など」「ドレーン・チューブ」「検査」「療養上の世話」「転倒・転落」「診療情報管理・情報・事務・施設その他」と設定しています。

上記の項目によると、case1は「転倒・転落」に分類されます。その項目には、転倒・転落危険度Ⅱと記載しています。それは、その患者がもっている患者要因をチェックすることで、患者状態を詳細に把握できる評価表[3]、すなわち、転倒・転落アセスメントシートで評価した結果です。さらに、転倒・転落回数も示します。

本患者は、今回が初めての転倒・転落のインシデントでした。そのほかには、今まで行っていた3点柵の設置と、足元車椅子設置という2つの転倒・転落予防対策も記載します。

また、本インシデントの発生要因を、発見者である看護師は、「教育・訓練」の項目にチェックしています。それは、患者が移動する前には、ナースコールを押すという指導が十分でなかったと、記載者が判断したと考えます。

以上、②〜⑥はチェックボックス項目になります。

⑦事例の具体的内容、事例の背景要因の概要、改善策

自由記載項目である⑦には、②〜⑥のチェックボックスだけでは明らかにできない詳細な内容を記載します。それには、いつ、だれが、どこで、なにを、どのように、という5W1H

を考えて記載する必要があります。

　患者の様子、周囲の環境状況、患者の発言も重要な情報になります。しかし、「事例の具体的内容」には記載者の予測や意見は書きません。記載者が客観的に観察して導き出した背景要因を、「事例の背景要因の概要」に記載します。そして「改善策」は、この時点で行う改善策を記載します。

事例の具体的内容

　Case1 は、患者の声を聞いた看護師が、病室に行き、床にうつぶせになっている患者を発見しています。発見時の見たままを記載します。よく「患者が転倒（転落）していたのを発見した」と記載しているのを目にしますが、転倒した瞬間を見ていないのであれば、「転倒」したのか、「転落」したのかはわかりません。したがって、本事例のように発見時の状態を記載します。

　また、患者が話した内容も記載します。ほかに、「ナースコールはベッドの左側にあり、患者の手の届かない位置にあった」という、訪室したときに観察したことも記載します。インシデント・レポートを読んで、患者を発見したときの状態を思い描くことができるように記載します。

事例の背景要因の概要

　インシデント・レポートを記載する時点でアセスメントし、背景要因を記載します。それには、患者の身体的状況、認知レベル、今までの患者の行動などの情報が必要です。

　Case1 では、「患者の身体状況から、自力で座位バランスを保つことは困難である」という見解が示されており、患者が１人で動いた場合には、バランスを崩してしまう可能性があることも記載されています。これらの状況から、A さんが１人で動いた背景には、ナースコールがベッドの左側にあり、スタッフを呼べなかったことから、患者が動いてしまったとアセスメントし、背景要因としています。しかし、このことは患者に確認し、本当にそうだったのか事実を明確にしておく必要があります。

改善策

　背景要因から改善策を検討します。A さんの「転倒・転落」に関するインシデントは、今回が初めてです。今回は、ナースコールが押せなかったことから、転倒・転落のインシデントが発生したと記載者は考えていることから、今まで行っていた転倒・転落対策は継続することにしています。

　次に、患者をベッドに搬送したときの、ナースコールの位置確認を新たな対策として立案しています。これは、A さんのみならず、全患者への安全対策として周知する必要があります。

Case2

患者に渡した薬剤が他患者のものだった場面（表3参照）

- 朝食後に食堂で患者の服薬介助をしていた。患者に渡した薬剤が他患者の薬剤であったことを他看護師が発見し、患者間違いに気付いた。

表3 ▪ 薬剤のインシデント・レポート（Case2）

インシデント報告書

	定義名	一般
	報告書 NO	000 ＊＊2＊
	報告日	2018年＊月＊日
①	○タイトル	与薬時の患者間違い
	○基本項目	
②	事象レベル	レベル0
③	報告者	【報告者部門】 ＊＊＊＊＊＊＊＊ 【職員番号】 ＊＊＊＊＊＊＊＊ 【報告者氏名】 ＊＊＊＊＊＊＊＊ 【報告者職種】 看護師 【報告者の年齢】 ＊＊＊＊＊＊＊ 【職種経験年月】 ＊年 7カ月 【部署配属年月】 ＊年 9カ月
	発見者	当事者本人（報告者）
	当事者以外の関連職種	看護師
	当事者	【当事者職種】 看護師
④	発生日時	【日時】 2018年1月＊日 8時＊＊分 頃 【曜日区分】 開院
	発生場所	【発生場所】 食堂 【関連診療科】 リハビリテーション科
⑤	患者	【患者の数と区分と診療科】1人 入院 看護科＊階 リハビリテーション科 【患者ID】07000＊＊＊＊ Bさん 【患者の年齢】 5＊歳 【患者の性別】 女 【疾患名】 脳梗塞 【患者の状態】 左半身麻痺 高次脳機能障害 【高次脳機能障害】注意障害
⑥	○薬剤	【種類】 降圧剤 【薬品名】 アムロジン ムコソルバン 【服薬方法】看護師管理 【発生場面】 薬の内服時 【事例の内容】 服薬介助時の患者間違い
	○発生要因	【当事者の行動】 業務が重なっていた 確認を怠った
⑦	事例の具体的内容	朝食後に食堂で患者の内服介助をしていた。Bさんの薬を袋から出し、薬を飲んでもらおうとした。薬袋に載っている患者の名前を呼び、Bさんも返事をしたため、Bさんに薬を渡して他患者の配薬に向かった。その後、そばにいたほかの看護師より、Bさんが持っている薬の名前が違うと、配薬する患者間違いを指摘された。Bさんはまだ内服していなかったため、正しい薬を配薬することができた。
	事例の背景要因の概要	朝の患者への配薬介助は、短時間で行わなければならない。配薬時には、患者に対してフルネームで確認、ネームバンドで確認、患者とともに薬袋を確認することは知っていたが、Bさんの名前を呼ぶと返事をしたため、配薬した薬がBさんのものと思い込んでしまった。
	改善策	患者への配薬時のルールを実施する。必ずフルネームで確認し、ネームバンドと照合して与薬する決まりになっている。今後はフルネーム確認、ネームバンドと薬袋を確認し、与薬する。

次に、薬剤のインシデントであるcase2について考えていきましょう。この事例は幸いにも、実施される前に防ぐことができました。しかし、患者間違いは大きなアクシデントにつながる可能性があります。そこで、case2のインシデント報告書（表3）も7つの項目に沿って解説します。

①タイトル

Case2は、服薬介助時に患者を間違って薬剤を渡し、ほかの看護師が気付いた事例です。そこで、「与薬時の患者間違い」とタイトルをつけています。

②事象レベル

発生したインシデントが、患者にどの程度影響があったかを判断します。Case2は、患者に他患者の薬剤を渡してしまいましたが、幸いにほかの看護師が気付いたことにより、患者は間違った薬を内服せずに済みました。このことから、患者影響レベルは0と考えます。

しかし、患者間違いは大きな事故につながる可能性があります。さらに、取り決めている患者誤認防止の手順が、実践されていなかったことが発覚しました。なぜ、患者誤認防止の手順が守れなかったのか、考える必要があります。

③報告者、発見者、当事者以外の関連職種、当事者

Case2は、患者に与薬した看護師が「当事者」になります。しかし、インシデント・レポートは、「当事者」のみが記載するものではありません。誰が記載しても良いのです。起こったインシデントの状況がわかる人が書けばよいのです。あくまでも、起こった事象を共有するものであり、個人を糾弾するものでもありません。

④発生日時・発生場所

Case2は、朝食後の配薬時に発生したインシデントです。発生時間や発生場所の記載は、薬剤のインシデントがいつ、どこで発生していたか、背景要因を明らかにするために必要です。

⑤患者情報

薬剤のインシデントにおいても、患者状態は改善策を検討するために必要です。本事例では、身体的な障害（左半身麻痺）、高次脳機能障害（注意障害）があることが記載されています。

⑥薬剤（内容分類）、発生要因

Case2は、服薬介助時のインシデントであることから、「薬剤」に分類されます。薬剤の種類や、配薬の工程のうち、どの段階で発生したインシデントなのかを分類できるように、チェックボックスにしています。

チェックボックスでの記載は、定量的な集計に活用できます。また、発生要因を服薬介助を行った看護師は、「確認を怠った」と、自己の行動を振り返っています。

⑦事例の具体的内容、事例の背景要因の概要、改善策

事例の具体的内容

　服薬介助時の経過を客観的に記載します。自由記載項目では、誰が起こしたかが必要なのではなく、なにが起こったかが必要なのです。そこで、事実のみを記載します。

　薬袋に記載している「患者名を呼ぶとBさんも返事をした」と記載があります。しかし、ネームバンドでの確認の記載はありません。このように、インシデント・レポートを記載することは、自分の行動の振り返りをすることにもなります。

事例の背景要因の概要

　当院のマニュアルでは、服薬介助時は、患者の名前をフルネームで呼び、ネームバンドを確認し、与薬するというルールがあります。しかし、そのルールが実施されていなかったことが背景にありました。そのことは、配薬を急いでいた様子が記載されています。このように、インシデント発生時の自己の状況を振り返ることは、今後の事故予防に役立ちます。

改善策

　Case2では、当院で決められている患者誤認防止のルールが、実施されていなかったことが明らかになっています。当事者としては、改めて「声出し確認、フルネーム確認、ネームバンドを使った患者名の確認」という患者誤認防止対策の周知を立案しています。さらに、この事例により、今後スタッフへの再教育など、組織的に改善策を検討する必要が明らかになりました。

まとめ

　この2つのインシデント・レポートにより、患者の病室搬送後の環境整備の不足や、患者誤認防止のルールの未実施というリスクが明らかになりました。このように、リスク防止には、スタッフから報告されるインシデント・レポートが頼りです。まずは、「ヒヤリ」や「ハッと」した体験を、インシデント・レポートとして報告しましょう。そして、患者の安全を目指し、皆で大きな事故を防ぎましょう。

▶ 引用・参考文献 ◀

1) 山口亜矢ほか．"医療事故とインシデントレポート"．改訂版実践これからの医療安全学：看護学生と新人看護師のために．安藤恒三郎監．東京，ピラールプレス，2017，21．
2) 小林美亜．"事故後の対応"．医療安全 Basic Practice 看護学テキスト 統合と実践．東京，学研メディカル秀潤社，2013，59-60．
3) 杉山良子．"危険性の予測：アセスメントシートの活用"．転倒・転落防止パーフェクトマニュアル．東京，学研メディカル秀潤社，2012，42．
4) 大坪陽子ほか．看護の現場ですぐ役立つ医療安全のキホン．東京，秀和システム，2018．
5) 河野龍太郎．医療におけるヒューマンエラー：なぜ間違える どう防ぐ．第2版．東京，医学書院，2014．

索 引

英数字

1日の生活リズムが整う	178
2つの問題が混在している	168
3食経口摂取への移行	170
ADLの「できる」に着目して書く	147
ADLの変化	144
BI	144、145
DVT	75
FIM	144、146
ICF	11
－情報整理ノート	12
M．ゴードンの機能的健康パターン	18
NANDA-Iの看護診断	21
POSによるSOAP形式	25
Safe Masterインシデント報告システム	197
SOAP形式	163

あ

意思決定支援	194
移乗や移動能力などの具体的な記載	46
医療的な視点	191
インシデント・レポートの書き方	197
インシデント・レポートの目的と意義	197
インシデントレベル分類	198
栄養サポート	192
嚥下障害	164、165
悪心	168、172
－・嘔吐を予防する	164

か

介護者役割緊張リスク状態	168、173
介助量が明確でない	50、53
家族への援助の方向性と具体策	176
家族や支援者の情報	15
活動に含まれるセルフケア要素	152
加齢や疾患などに起因する認知機能障害	177
看看（連携）継続看護	194

環境調整	132
看護基礎情報シート	71
看護記録に関する指針	144
看護計画の評価の段階での記録	33
看護計画立案後の記録	32
看護計画立案前の記録	28
看護サマリー	186
看護診断	163
看護の取り組みの重点項目	161
看護必要度	42
看護問題が混在している	182
看護理論を用いた枠組み	17
患者が理解できるコミュニケーション方法	181
患者基礎情報（データベース）	16
患者誤認防止対策	204
患者像が抽象的	122
患者と意思疎通を図る	181
患者の行動・反応に対する返答や対応を記録する	62
患者の状態・行ったケアなどの客観的な情報	55
患者の心理	153
患者の能力を活かすかかわり	50
患者の発言の意図	48
患者の反応や言動は、客観的に記載する	138
患者を取り巻く環境	194
感情のコントロール	132
記載者の判断	122
記述と合わせて数値を記載する	161
機能的自立度評価表	144、146
基本的な日常生活動作の獲得	13
客観性に乏しい記載	139
客観的・主観的情報	57
客観的に共通認識できる指標	65
共通した言語とわかりやすい表現	55
共通理解できる指標や数値でADLをとらえる	149
切れ目のない医療・介護提供体制	186
くも膜下出血	164
ケア介入の検討の判断	130

ケアに必要な情報の整理とアセスメント	65
経過記録	24
傾聴する内容が具体的でない	168
言語理解の程度	131
現状のケアに必要のない情報	65
現状分析から入る場合	23
見当識障害のある認知症患者	141
高次脳機能障害は、「目に見えない障害」	119
行動・心理症状（BPSD）	135
興奮している患者	182
誤嚥性肺炎	72
誤解をまねきやすい表現	139
誤解をまねくような表現	62
国際生活機能分類の枠組み	18
個人情報の保護と取り扱い	195
根拠のある思考過程	57
今後の見通しや課題をチームメンバーと共有する	163

➡ さ ⬅

左右どちらであるか明記する	123
左右の記載	125
ジェスチャー	131
事故発生時の看護記録の監査のポイント	117
事象とアセスメントのつながり	179
自助具や補助具の使用状況	154
視診・聴診・打診・触診	68
自宅での生活を想像する	173
失語症患者の不穏場面での患者の言動や行動	184
失語のタイプ	130
―を判断する情報	131
実施結果・評価	155
実用的なコミュニケーション	129
している ADL	85、144
自分の状況に対する認識度	123
主観だけの表現	62
主観的な情報	56
初期サマリー	187
食事摂取方法の具体的な記載	48
食事中に見られる特徴的な動作	125
食事量の記載	125
自律神経過反射	155
人格にかかわる表現	138

神経因性膀胱	96
人権的な問題	138
人権や人格にかかわる表現	139
人工骨頭置換術後	153
深部静脈血栓症	75
心理・社会的な問題	13
診療録等の電子媒体保存の 3 条件	35
水頭症	164
水分出納バランス	179
生活行動の観察	56
生活者としての患者と目標設定	10
生活の再構築	194
生活の視点	192
静的な座位のバランス	93
脊髄損傷	155
摂食嚥下の 5 つの過程	159
セルフケア要素	161
損傷高位	155

➡ た ⬅

退院時サマリー	186、189、190
代償手段	127、133
大腿骨頚部骨折	152
退棟患者調査	177
多職種と共有できる指標	152
他職種との「顔の見える関係づくり」	195
他職種との連携	194
だれにでも共有できる指標	150
地域包括ケアにおける看護記録と継続性	12
チームでのケアアプローチ	135
注意障害	93
中核症状	135
中間サマリー	186、188
データの裏付け	127
できる ADL	85、144
「できる ADL」と「している ADL」の差をなくす	85
電子カルテの特徴と看護記録	36
転棟・転科時のサマリー	186
転倒・転落アセスメントシート	102
転倒・転落事故発生時の看護記録の記載ポイント	115
転倒・転落に関するインシデント	200
転倒・転落のインシデント・レポート	199

転倒・転落の危険性および対策についての患者説明書 …… 109
転倒・転落の危険性および対策についての説明書および同意書 …… 110
転倒・転落防止のフローチャート …… 101
転倒・転落予防対策表 …… 105、106
転倒に対する恐怖感 …… 154
転倒やけがなどにつながりそうな行動 …… 125
転倒リスクアセスメントシート …… 101
トイレでの転倒・転落防止対策に関する標準看護計画 …… 108
動作を細かく分解してみる …… 161
動的な座位のバランス …… 94

➡ な ⬅

日常生活機能評価表 …… 43
入院中の転倒・転落防止の流れ …… 100
認知症患者の観察点 …… 136
認知症ケアの質を高めていく …… 135
脳梗塞再発 …… 78、81
脳卒中による嚥下障害 …… 159

➡ は ⬅

バーセルインデックス …… 144、145
排泄介助 …… 141
排泄自立 …… 96
排泄の失敗の原因 …… 141、142
排泄の自立へ向けた介入 …… 141、142
ハインリッヒの法則 …… 197
発話の流ちょう性 …… 131
話し方の特徴 …… 131
判断の根拠の記録 …… 114
必要な栄養量を経口摂取ができる …… 172
ヒヤリ・ハッとする事象 …… 197
標準看護計画 …… 176
　－の有用性と活用 …… 15
表情 …… 131
疲労に関するアセスメント …… 87
不安や不信に感じていることを、スタッフへ表出する …… 173
フォーカスチャーティング …… 25
不穏が生じる場面 …… 184
複雑な日常生活活動を分解してみる …… 147
不眠の要因の抽出 …… 180
不眠や不穏のリスク …… 177
プライマリーナース …… 191

フリー記載 …… 163
ブリストルスケール …… 156
ブルンストローム・ステージ …… 89
フローシート …… 26
ベッド周囲での転倒・転落防止対策に関する標準看護計画 …… 107
ヘンダーソンとロイの看護理論 …… 17
片麻痺患者にとっての移乗動作 …… 147
法的証拠 …… 100
ほかの高次脳機能障害を合併している場合 …… 119
ホリスティック（全体論的・包括的）なアセスメント …… 71

➡ ま ⬅

目標志向型の問題解決法 …… 22
目標設定から入る場合 …… 24
問診 …… 68
問題志向型システム …… 127
問題志向型の問題解決法 …… 21
問題を整理して記載する …… 184

➡ や ⬅

夜間頻尿 …… 179
薬剤のインシデント・レポート …… 202
湯布院町内の食形態一覧 …… 193
要約（サマリー） …… 26
与薬時の患者間違い …… 203

➡ ら ⬅

リハビリテーション看護の視点での看護サマリー …… 191
リハビリテーションを阻害するリスク …… 13
倫理的配慮 …… 195

読者の皆さまへ

●増刊のご感想・ご提案をお待ちしています

　このたびは本増刊をご購読いただき、誠にありがとうございました。

　編集室では、今後いっそう皆様のお役に立てる増刊の刊行を目指してまいります。本書に関するご感想やご提案等がございましたら、ぜひ編集室までお寄せください。

●リハビリナースへのご投稿など

　リハビリナースでは、常時皆様からのご投稿やご質問、ご感想などをお待ちしております。詳しくはリハビリナースをご覧ください。

●ご送付先

〒 532-8588　大阪市淀川区宮原 3-4-30 ニッセイ新大阪ビル 16F
株式会社メディカ出版　リハビリナース編集室
E-mail：rehabns@medica.co.jp　FAX：06-6398-5068/5071

リハビリナース　2018 年秋季増刊（通巻75 号）

「生活者」としての患者がみえる！ ハズせないポイントがわかる！

目的・シーン・症状別 リハビリ病棟の看護記録

2018 年 10 月 1 日 発行	編　　集	荒木暁子／石川ふみよ
	発 行 人	長谷川素美
	編集担当	細川深春
	発 行 所	株式会社メディカ出版
		〒 532-8588　大阪市淀川区宮原 3-4-30
		ニッセイ新大阪ビル 16F
	編　　集　　　　TEL　06-6398-5048
	お客様センター　TEL　0120-276-591
	広告窓口／総広告代理店 株式会社メディカ・アド
		TEL　03-5776-1853
	e-mail　rehabns@medica.co.jp
	URL　http://www.medica.co.jp
	編集協力	株式会社物語社 / 中倉香代
	デザイン	有限会社フェイス 藤田修三
	組　　版	株式会社明昌堂
定価（本体 4,200 円＋税）	印刷製本	株式会社シナノ パブリッシング プレス

・無断転載を禁ず。
・乱丁・落丁がありましたら、お取り替えいたします。
・本誌に掲載する著作物の複製権・翻訳権・翻案権・上映権・譲渡権・公衆送信権（送信可能化権を含む）は株式会社メディカ出版
　が保有します。
・JCOPY〈（社）出版者著作権管理機構 委託出版物〉
　本書の無断複写は著作権法上での例外を除き禁じられています。複写される場合は、そのつど事前に、（社）出版者著作権管理機
　構（電話 03-3513-6969、FAX 03-3513-6979、e-mail：info@jcopy.or.jp）の許諾を得てください。

Printed and bound in Japan　　ISBN978-4-8404-6435-2